7000人の子の命を救った心臓外科医が教える仕事の流儀

高橋幸宏
榊原記念病院副院長・心臓外科主任部長

致知出版社

はじめに

皆さんは、子どもの心臓手術に対してどのような印象をお持ちでしょうか？休むことなく拍動《はくどう》し続ける命の源ともいえる心臓にメスを入れる。「考えるだけで怖くなる」「絶対したくない仕事」「小児心臓外科医という人種とはあまり付き合いたくない」「そんな話はするんじゃないよ」などと思われるかもしれません。それはまさしくその通りです。全くの正解です。だって、現在も心臓手術をやり続けている筆者もたまにそう感じるのですから……。

しかし、患児の命と向き合えば向き合うほど、また、親御さんと付き合えば付き合うほど、そして手術チームの皆と共に苦労すればするほど、そういった感情や日頃の悩み事を超えて、とんでもなく大事な〝何か〟を考えなければならない状況が出てきます。

その一つは、もちろん患児のことです。残念ながら手術で亡くなること、逆に奇跡的に助かること、また、心臓以外の病気が合併して手術の適応外となること、さらに胎児期に治療を断念する選択をすることなど、赤ん坊の魂というものを考えれば考えるほどに、外科医になった意義以上に自身の無力さを痛感することになります。もちろん、それはまだまだ上手《うま》い手術ができないという極めて単純な未熟さが理由なのかもしれません。さて、手術の腕をあげるためにどう取り組んでいきましょうか？

そしてもう一つ思うことは、我々医療従事者のことです。心臓手術はチーム医療の最たるものといわれます。従ってチームワークが大事だとよくいわれます。しかし、それは、単に仲が良いというチームワークではありません。チーム各員の技量が既に突出していて、手術中は最高のスキルをお互いに見せ合うようなものでないとチーム医療とはいえないのです。これはどの職種でも同様だと思うのですが、如何《いかん》せん、現状ではなかなか実現できないことも事実です。しかし、それを達成しない限り、いつまでたっても安全管理だとかパワハラだとかという問題が付きまとうことになるような気がします。怖い顔でギスギスした環境では上手い手術はとてもできません。

一方、そのような技量や最高のスキルを見せ合うことのできる手術チームは、多少顰蹙《ひんしゅく》を買う言い方かもしれませんが、赤ん坊の心に対して常に愉しそうに接して話しかけることができます。我々が愉《たの》しみながら赤ん坊の命と魂を救う、そのことが〝何と幸福なことか〟と皆が思えるようなチームを育成していくべきだと思います。

さてさてどう作り上げていきましょうか？

私が副院長を務める榊原記念病院《さかきばら》は、心臓外科の世界的権威・榊原仟《しげる》先生が設立した循環器専門病院です。年間五百件を超える小児心臓手術を行っており、二十年近く日本一の数を継続しています。

最近、取材を受けた月刊誌『致知《ちち》』の中で、私のこれまでの歩みと、チーム医療に関する考えなどを述べさせていただいたところ、「そのお話は、そのままビジネスの世界にも置き換えることができますね」と記者の方からいわれ、自分としては大変意外に感じました。

しかし考えてみれば、子どもや親御さんたちの切実な要求と日々向き合い、極度のプレッシャーの中で最高のパフォーマンスを発揮すべく、己を磨き、チームづくりをしている小児心臓手術の仕事は、なるほど、ビジネスの世界にも通用する部分が多々あるのかもしれません。

本書では、手術への準備やルーティンの重要性、集中力をいかに持続させるか、想定外の事態への対処法、良好なコミュニケーションづくりの核となるもの、働き方改革時代の若手の育て方……などなど、机上ではなくできるだけ実体験に基づき、述べさせていただきました。

もし、これらの内容に共感を得てくださる読者の方がいらっしゃるとすれば、そして、外科医としての私の拙《つたな》い経験が、些《いささ》かでも皆様のお役に立つ部分があれば大変嬉しく思います。何故《なぜ》なら私にとっては今現在、最も大事と思うことを話しているのですから。

７０００人の子の命を救った
心臓外科医が教える仕事の流儀

＊目次

第二章 自己育成術――若手時代をいかに過ごすか

第三章　人材育成術——上司は今どきの若手をいかに育てるか

第五章　これからの時代に求められる人間学

装　幀――秦　浩司
帯写真――小嶋三樹
編集協力――柏木孝之

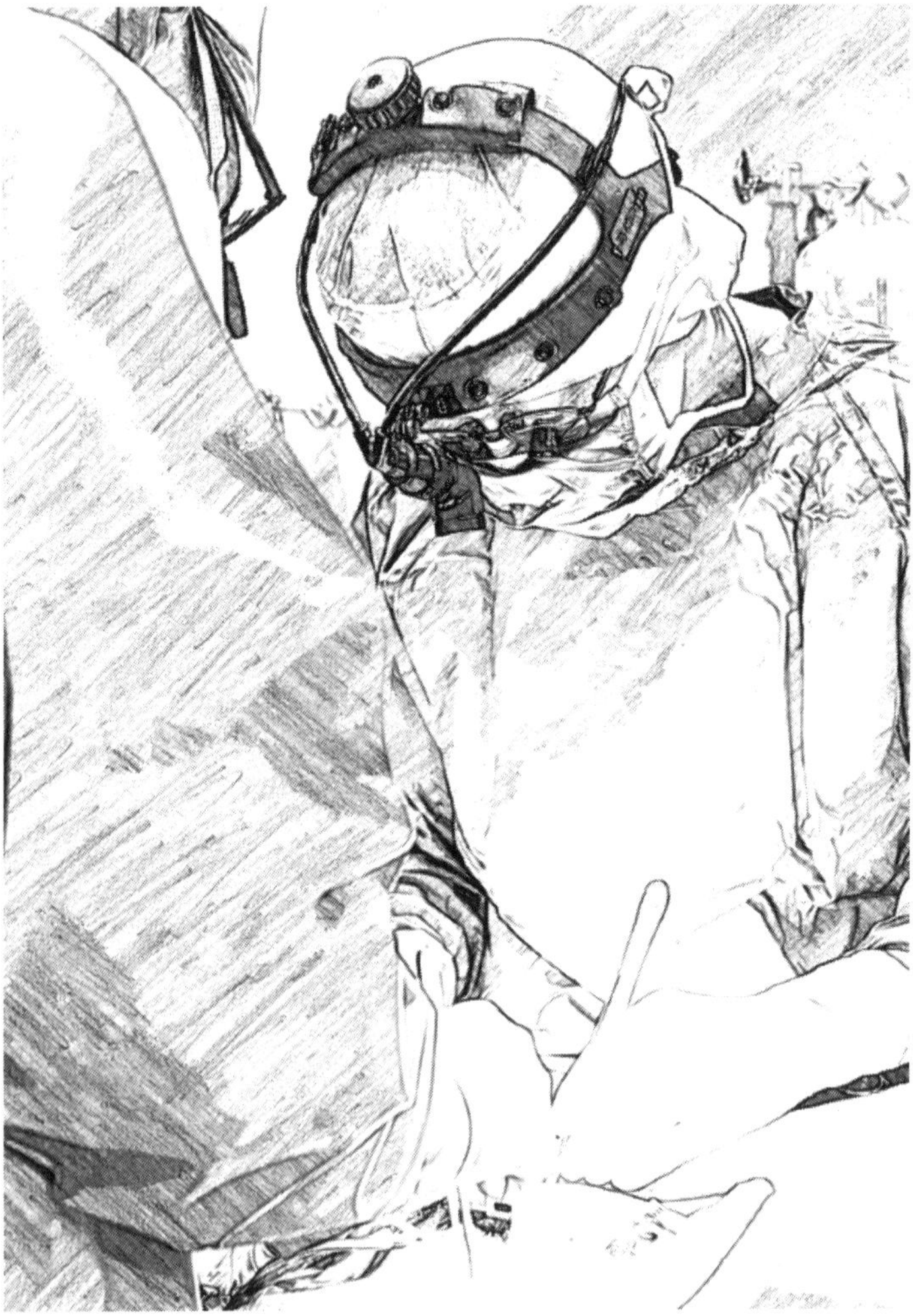

第一章

手術成功率九十八・七%を可能にするもの

仕事の流儀 1

仕事の要は何かをまず理解する

手術の良否を決めるもの

私は外科医になってから今日までの三十数年の間に、小児心臓外科医として約七千名の子どもたちの手術を行ってきました。私たちの世代の外科医というのは年間に手術を何件やったかが一つのステータスであり、自慢の種でもあります。だから、手術の数を増やすことは外科医が最も欲しがるものです。

七千例という数を外科医としてのキャリアで割ると、年間二百例以上の手術をしている計算になります。また、現在六十四歳になりましたので、生を受けてから毎年百例以上の手術をし続けていたとの計算もできます。そう考えると、我ながらこれは凄いことだなと思いますし、なぜか愉快な気分にもなります。

私が在職している榊原記念病院は、このところずっと年間の手術数日本一を継続しています。二〇〇三年暮れに新病院に移転してからの手術数は断トツで日本一です。現在は後輩が育ってきたこともあって、私自身の手術数は年間百件程度となりました。

しかし、その殆《ほとん》どが複雑で困難な病変ばかりです。これはいわゆるベテランとなった証拠でもあります。

さて、仕事には、どの職種においても要《かなめ》というものが存在すると考えます。この要を十分に把握しておくことは、仕事の質の向上という面において、また仕事を存続させるという面で極めて重要です。少し専門的になりますが、まず初めに、私が専門としている小児心臓外科手術というものの特徴についてお話し、そこから手術を成功させるための要について触れていきたいと思います。手技《しゅぎ》を極めることだけが要ではありません。

小児に限らず心臓外科手術が他の手術と大きく異なるのは、第一に体外循環を行うことです。体外循環とは、上下の大静脈から血液を人工心肺装置へ誘導し（脱血）、人工肺で酸素を加え、二酸化炭素を除去して、大動脈から全身へ送る（送血）ことをいいます。つまり、全身への酸素供給を身体の外で管理しながら、その間に心臓を停止させて手術を行うわけです。

体外循環はあくまでも人の手で行うものです。これだけを考えても、心臓手術は、全身臓器に大きな非生理的変動を起こす可能性があることが容易に想像できるのではないかと思います。その意味では、心臓手術は、全身を多少痛めつけながら心臓を治すというものかもしれません。

このように手術が原因で心臓以外の臓器に悪影響が及ぶことを〝手術侵襲《しんしゅう》〟といいます。これらの侵襲が発端《ほったん》となって、全身の浮腫《ふしゅ》や心臓・肺・腎臓・脳などの臓器機能不全が発生し、その結果、心臓は良好に治ったとしても心臓以外の臓器不全で命を落とすこともあるわけです。

侵襲が大きければ、手術成績の良否にかかわるだけではなく、影響を受けた各臓器を回復させるための術後治療がより長期にわたることになります。術前状態の良い患者さんであっても、手術によって全身臓器の機能低下は多少なりとも発生します。したがって、もしも手術前に高度の心不全や呼吸不全、腎機能低下や肝機能低下がある場合には、諸臓器機能に致命的なダメージを与えることもあります。これが心臓手術は他の手術より侵襲が大きいといわれる理由です。大人でもそうなのですから、当然、新生児や低体重児のように臓器機能が未熟な場合の侵襲はより大きくなることがおわかりいただけるはずです。

さらに小児心疾患の一般的な特徴として、種類が多いことが挙げられます。また、心臓以外の臓器の合併疾患が多いのも特徴です。手術のやり方は疾患《しっかん》に合わせた多くの種類があります。逆に、異なる疾患でも同じ術式を取るケースもあったり、同じ疾患であっても症状の発現時期によって別の手術が求められたりと、手術の難易度は個々によって随分と異なります。

いずれにしても、小児心臓手術においては、いかに生体への侵襲を低く抑えるかが手術の良否、また術後の回復を促進するための要となります。

仕事の流儀 2

事前の戦略にこだわり過ぎない

柔軟に、少しいい加減に

私が行ってきた小児心臓外科手術の成功率は九十八・七%という数字になっています。もっとも、これはトータルの数字です。一般的にいえば、難しい症例の割合が増えれば増えるほど確率は下がりますから、非常に難易度の高い手術だけを見ると、成功率九十八・七%というのは流動的で正しい数字とはいえません。ただし、榊原記念病院には比較的難しい症例の患者さんしか来ませんので、その中である程度の成績を挙げているのは自慢できることかもしれません。

手術の難易度に点数を割り当てるアリストートル・スコアというものがあります。アリスト・トールというのは人の名前ですが、これは「この手術は難しいから10点、これは簡単だから2点」というように手術の難易度で点数を決めたものです。これによると、榊原記念病院のスコアは平均7点から8点で、非常に難しい手術を多くやっていることになります。海外の人と話をしても、「とてもいい成績だね」と褒《ほ》められます。外科医というのは褒められることに慣れていませんから、このように評価されると素直に嬉しい気持ちになります。

私が小児心臓手術を行う際に極めて大事だと考えていることが二つあります。それが成功率に関係しているといっていいでしょう。

その一つは「時間短縮」です。いかに努力しても二、三時間の間心臓を止めて行わなければならない複雑な手術手技があります。このような長い手術では、当然、全身臓器のダメージや非生理的変動が強くなりますので患児の生死にかかわる可能性が高くなります。そのため外科医は、今までの経験から独自につくり上げてきたポリシーと治療戦略（ストラテジー）によって時間短縮に向けて努力をします。特に小児心臓外科医は時間短縮に徹底的にこだわらなくてはいけません。

当院では、他の施設と比較して半分から三分の一ぐらいの時間で手術を行います。見学に来られた先生方はビックリされます。私は他の病院の先生方の手術をあまり見たことがないので、なぜそんなに短いのかと聞かれても必然的にそうなってしまったとしか答えられないのですが、短時間で手術を終わらせることは何よりも手術を受ける子どもたちのためなのです。小児心臓外科手術の低侵襲対策として、時間短縮は最も大事なことです。

ただ、ここで注意すべきことは、「事前に決めた戦略にこだわり過ぎない」ということ。一つの戦略にこだわり過ぎると、望まない問題が数パーセントの確率で必ず発生することになります。逆に別の戦略に切り替えると、その数パーセントの問題は解決しますが、新たな別の問題が数パーセントの確率で発生する可能性が出てきます。

つまり、自分のポリシーや戦略にあまりこだわっていると、望まない問題が発生した場合に対応できなくなるのです。大事なのは、よくいえば「柔軟《じゅうなん》に」数パーセントの問題に対処することであり、悪くいえば「少しいい加減に」途中で出現した矛盾に対して解決していくことです。要は、手術の流れに沿うように要領よく流れをつくっていくことが求められます。

余談ですが、私の家内からはいまだに「あなたって本当にいい加減ね。いったこととやっていることがいつも違うじゃない」などといわれます。そんな時は「外科医だからしょうがないじゃん」と、ひたすら黙って耐えています。しかし、それは小児心臓外科医のみが使うことのできる柔軟かついい加減な言い訳であり、大事なポリシーなのです。

仕事の流儀 3

自分が楽になる「間《ま》」をつくる

集中力を切らさない秘訣

私がもう一つ大事だと考えているのは、小児心臓外科医に特有ともいえる時間感覚と皮膚感覚です。まず、時間感覚について述べます。

小児心臓手術には、心臓の穴を閉じる、狭くなったところを広げる、弁を修復する、血管を繋《つな》ぐなど、基本的な手技がいくつかあります。ほとんどの手術はその組み合わせで行いますから、手術時間の長短は組み合わせの数で決まります。難易度が高く、複雑になればなるほど、それらの手技をいかに完璧にできるかが問われます。したがって、時間短縮にはそれぞれの基本手技を確実かつ迅速に行える技量を身につける必要があります。

基本手技がしっかりとできると、あとは同じ組み合わせを状況に合わせてやっていくだけですから、気持ち的にそれだけ楽にこなせるようになるわけです。そのため、基本的な手技を磨くことに対して、私は後輩をかなり厳しく指導します。基本的な手技を的確にこなすことによって、一定の時間感覚が身についていくのです。

しかし、それ以上に大事なのは、心筋保護液※注入の時間感覚です。心筋保護液というのは、心臓を止めるために用いる薬剤です。この心筋保護液の注入は約二十分間隔で繰り返し行いますので、注入する間は執刀医の手だけでなく、手術の流れが止まることになります。

したがって、心臓を止めたあと、次回の心筋保護液を注入するまでの二十分間にどこまで手技を進めて次の手技に移るか、もしくは、次の心筋保護液を注入する時期を考慮して各手技の時間をどれだけ有効に使うかなど、この二十分間の使い方が手術の大きなポイントになります。そして、最も有効な時間短縮へと繋がるのです。

※　心筋保護液…心臓を停止させて、その間の心筋虚血を予防する薬液。急速な心停止で心筋のエネルギーを保存し、低温により代謝の抑制を行う。

もちろん、手術の中で四六時中緊張するような環境はあまり好ましいことではありません。ちょっと気を抜ける時間をつくるということが必要です。心筋保護液を注入する間の一～二分は手術がストップするといいましたが、この時間は次の手技について考える大事な準備時間となります。二十分間の手技の間は時間とのせめぎ合いで、極度の過緊張状態ですが、この注入時間だけは一瞬ですが緊張がほぐれる瞬間です。このような間《ま》をつくっていくことはチーム医療にとって非常に大事です。どんな仕事においても間を生かすことは大事だと思いますが、私たちの場合は、緊張した中で次の手技に移るための息継ぎをするという感覚です。

執刀医だけでなく、一緒に手術室に入っている看護師や体外循環技士にもそんな間は必要です。執刀医は、彼らに対して気を抜けるタイミングをつくってあげることも考えなければなりません。ずっと気の抜けない手術をやっていますと、手術室の中にカリカリした空気が生まれます。そういう状況で手術をやるのはいいことではありません。だから、若い外科医にはそのような間をつくるという感覚も習得できるようにしつこく指導しています。

二十分という間隔をいかに大事にするか。この二十分という時間は、小児心臓外科医のみが有する特殊な時間感覚であるような気がします。これはボクサーの三分の時間感覚と同じようなものかもしれません。私たちは二十分の中で停滞しない手技の流れをつくること、そして間をつくることによって、時間短縮という低侵襲性の獲得を目指しているのです。

時間の短縮は、手術を科学的に分析して、時間はこうこうと決めるというような話ではありません。基本は二十分でどうするか。この時間の使い方を工夫すれば手術の流れが少し変わって、もっと時間短縮できるのではないかという感覚で取り組むことが大事です。極めて現実的な話なのです。

余談ですが、この二十分の感覚が身体にしみ込んでいるため、私は一般の日常生活でも終わったことはすぐに忘れてしまい、次のことを考える癖がついています。良好かつ人間的な日常生活を送るには、あまり向かない性格になっているような気もします。

仕事の流儀④

手術全体の流れを通して見る

互いを邪魔しない皮膚感覚を身につける

次に皮膚感覚について述べます。

低体重児の手術では、小さい心臓の周辺で外科医の大きな手が交錯《こうさく》することになります。そこで求められるのは、お互いの手を邪魔しない皮膚感覚です。特に執刀医の多くはわがままですから、自分のテリトリーに他のスタッフが入ってくることを好みません。

手術がスムーズに流れることは、当然、時間短縮に繋がっていきます。流れのよい手術では、お互いに自然と気を配って手がぶつからないように、邪魔にならないように、手術の流れをつくっています。このような皮膚感覚を身につけるために必要なのは、手術全体の流れを通して見ることに尽きるといっていいでしょう。

私自身、執刀医として手元に意識を向けることは当然ですが、周囲にも常に気持ちを張り巡らせています。看護師が器械を出すタイミングはどうか、技士が行う体外循環の管理はうまくいっているのか、麻酔医は循環動態に反応して動いているのか。これらの流れがうまくいっていない時にはずいぶんと厳しいこともいいましたが、執刀医はそうやって手術の流れをよくして、時間を少しでも縮めることが手術の質の向上につながること、特に術後の回復が早くなることをチーム各員に具体的に示さなくてはならないのです。

皮膚感覚を自分のモノにするには、なるべく多く手術室にいること。これが一番手っ取り早い方法です。だから私は若手外科医に対して、できる限り手術室にいるようにと指導しています。これは若手の育成とも大きくかかわってきますので、またあとで詳しくお話ししていきたいと思います。

皮膚感覚を獲得すると、外科医は完璧なる平和主義者になります。人と争うことが嫌になるのです。争うことが自分の精神状態だけでなく患児のデメリットになることを知るからです。

今は働き方改革が叫ばれ、医師や看護師の中にも「病院と戦ってでも改革しなければならない」などと大きな声で唱える人がいます。おそらくそういう人たちの多くは、今までの臨床経験の中で皮膚感覚を感じることができなかったのではないかと思います。

仕事の流儀 5

直前情報は自分で現場に聞く

術前に必ずすべきこと

「手術をする時は緊張しないんですか?」、今まで最も多くいただいた質問です。誰でも初めて手術をする時は緊張します。私もそうでした。心の準備は十分にできていましたが、子どもの命を預かるわけですから、緊張するのは無理からぬことです。

最初の頃は、ラグビーの五郎丸歩《ごろうまるあゆむ》選手みたいに、手術の前に一種のゲン担《かつ》ぎとして自分で決めたルーティンを必ずやっていました。術後に「こういうことをやらなかったから手術がうまくいかなかった」と後悔するのが嫌だったからです。

もちろん、自分で決めたルーティンがあれば、それは続けたほうがいいと思っています。しかし、ずっとやっていると、そのうちバカバカしくなってきます。現在は、手術前に特別な準備をするとか、特別な心構えを持つとか、あるいは神社に参るというようなことはあまり考えません。外科医として多少大人になった証拠といえるかもしれません。

ただ、今でもルーティンというべきことは必ず行っています。手術前には、子どもたちのいろんなデータを見ながらカンファレンスを行い、手術の方針を詳細に決めます。しかし、容体は刻々と変化していきますので、手技のいくつかを変更する必要性も出てきます。大事なことは手術直前に確認することです。私の場合、手術前日の夕方か当日の朝に担当の小児科の若い先生に必ず電話をするようにしています。自分から電話をかけて、「どう？」と子どもの様子を聞くのです。何か変化があれば教えてくれますから、それを確認してから手術に臨みます。

要するに、なるべく手術の開始に近いところでもう一度判断を行うわけです。カンファレンスで決めたことに固執していると手術中の変化に対処できない可能性が出てきます。だから、自分の部下に「小児科の先生に聞いておいて」と指示を出すのではなく、必ず自分から聞きに行って状態を把握するようにしています。

これはコミュニケーションを円滑《えんかつ》にするためにも大事な行動です。私から電話をすると若い先生方はすごく緊張して電話に出ます。でも、あとで聞いてみると、直接電話をもらえたことをとても喜んでいるようです。若い先生にしてみれば、小児科医として認められたことになるからです。

私も若い頃に上司の偉い先生から声を掛けられると、とても嬉しかったものです。

自分の意見を聞いてもらって、それが尊重されるというのは、若い医者には何よりも励みになります。

　この手術の前日あるいは当日に若手担当医に話を聞くというのは、術前の私のルーティンといっていいと思います。

仕事の流儀 6

ブレない心をつくる

職業人としての使命を忘れない

子どもの状況によって手術の方針が変わることはありますが、手術が始まってしまえば気持ちがブレるということは全くないように思えます。ブレるとかブレないとかいうのは緊張とは関係ありません。手術を成功させて子どもの命を救うことが一番大事なのだとわかっていれば、手術においてブレることは一切ないのです。

また、ブレないために大切なのは、自分が下手《へた》なら下手と認め、うまくなるしかないと考えることです。できないものはできない。そこで諦めるか、あるいは、もっとうまくなる努力をするか。それだけしかないと思います。

外科の世界では、手術には芸術性があるとか、人格があるとか、変に置き換えて話をすることがあります。でも、それはおかしな話です。下手は下手、上手は上手、下手な奴は上手になるように努力するだけです。それ以外のことを手術に求めることは余計なことだと私は思います。そこをしっかり押さえておけば、何があってもブレることはありません。

もう一つ大事なことは、医者としての使命を忘れないことです。この使命を私は「根っこ」と呼んでいますが、この根っこは医者を続けているうちにだんだん失われていくことがままあります。どんな職業も同じかもしれませんが、当初の「こうなりたい」という目標が時間とともに変わってしまうわけです。

しかし、楽に達成できる目標なんて意味がありません。目標達成に苦労が伴うのは当然です。「医者になって命を救うんだ」と決めた時点から苦労は覚悟しなければなりません。その時点で「何があってもブレない」という根っこができあがっていなければいけないのです。そういう自覚がないからブレてしまう。今の若手を見ていると、根っこが育っていないためにブレまくっているという印象を抱きます。

根っこがしっかりしていないと、人は易《やす》きに流れやすくなります。そのため、「これが正解だ」と思ってやったとしても間違いが多くなりがちです。そのあたりのブレを修正してあげるのが、経験を積んだ上司の役割です。年寄りが若手と一緒に働く理由はそこにあります。ブレた時に元に戻してあげる、それがベテランというものです。

根っこが育っていない若手には、上司がしっかり教えてあげないといけません。それがブレない心をつくることになります。

「仕事は愉しく」という覚悟で臨む

より多くの手術を可能にするもの

もともと、外科医として覚悟しなければいけないことはいくつかあります。でも心臓外科を知らない人には、その覚悟を含めて、外科医がどういうふうに生きているか、外科医の本質がどんなものかはわからないでしょう。私たちにとっては非常に大事なことでも、一般社会の人には理解できないようなものもあると思います。多分に言い訳になりそうですが、世間の認識と外科医の考え方というのは全然違うところがあります。

例えば、私が手術に夢中になっている、本当に愉《たの》しく仕事をしているというと、一般的な目線からはどう映るでしょうか。手術を愉しむなんて不謹慎だといわれるかもしれません。愉しむより安全第一だろうとお叱りを受けるかもしれません。

ただ、そう皆さんが考えられているとすれば、誠に失礼な言い方ですが、そのような手術に対して夢中になっていること、もしくは愉しんでいることはある意味愉快なことかもしれません。愉しく仕事しているから変な緊張感もなく手術が滞《とどこお》りなく進み、結果的に時間短縮を可能にしているのです。また、愉しいからこそ、より多くの手術ができるのです。だから、仕事は愉しくしなくてはいけない。そのような思いは命を扱うからこそむしろ大事なのかもしれません。少なくとも、私はそういう覚悟をもって手術に臨んでいます。

もう一つの覚悟は、一旦《いったん》手術室に入ったら、嫌になってもやらなくてはいけないということです。そういう覚悟で臨んでいると、これは自分が生きるための基本なのだと感じるようになります。そうすればブレることはなくなると思います。

最初の二、三年ぐらいの間に若手の医者にそういう覚悟を感じてもらうことが、今の私の目標でもあります。医師には、ブレなさとか根っこみたいなものをどこかでつくり上げなくてはいけません。それはこれからの病院の大きな役割になります。それは医者の世界だけではなく、おそらく一般の企業にとっても大事なことになってくるように思います。

数をこなす

外科医は周りに緊張を見せてはいけない

いつだって手術というのは特別なものです。患者さんにとっても、親御さんにとっても特別です。だから、こちらも特別な気分になります。それが礼儀だと思います。ただし、「今からやるぞ」といった戦闘態勢に入るという気分ではありません。手を洗って、ガウンを着て、患者さんを消毒した時点で、緊張感は既になくなっています。

しかし、当然若い頃はめちゃくちゃ緊張しました。初めての手術の時は、手が動かないくらいにガチガチでした。しかし、不思議なもので、経験を重ねるうちにだんだんと緊張感が少なくなって、気がついたら手術が終わっていることが増えます。もちろん、緊張感がゼロになるわけではありませんが、緊張感がなくなるまでの時間がだんだんと短くなります。経験を積むということは気負いがなくなるということなのかもしれません。

私が若い時に思っていたのは、外科医である自分が緊張するところを見せるのは、患者さんにとって非常に失礼なことであるということでした。だから、緊張していても緊張していないような演技をしなければいけない。そのための訓練もしなければならないといろいろ考えたこともあります。実際にはやりませんでしたが、火渡りや滝行のような行も一手かなと真剣に思ったこともありました。

しかし結局、緊張しない秘訣は、「数をこなす」ぐらいしかないことがわかりました。数をこなしていると、緊張していることがバカバカしくなってくるのです。かなりの手術件数をこなした頃、手術が終わったあとに「どうしてあの時は手が震えるぐらい緊張したんだろう」と思うことがありました。もちろん、良い意味での緊張感は必要なことですし、手術がうまくいくことが条件なのですが、そう思った時から緊張することがなくなりました。余分な緊張をしなくなった分、実際に手術時間が短縮され、結果として、より多くの手術をこなすことができるようになりました。

どんな仕事でもそうでしょうが、自分自身をうまくコントロールできるようになると、ワンランク上の仕事ができるようになると思います。私の場合も、「緊張するくらいなら他の勉強に力を注いだほうがいい」という考え方の転換ができたことによって、手術手技のレベルが上がったように思います。それが多くの手術を行うことができる外科医の資格に繋がったといってもいいかもしれません。

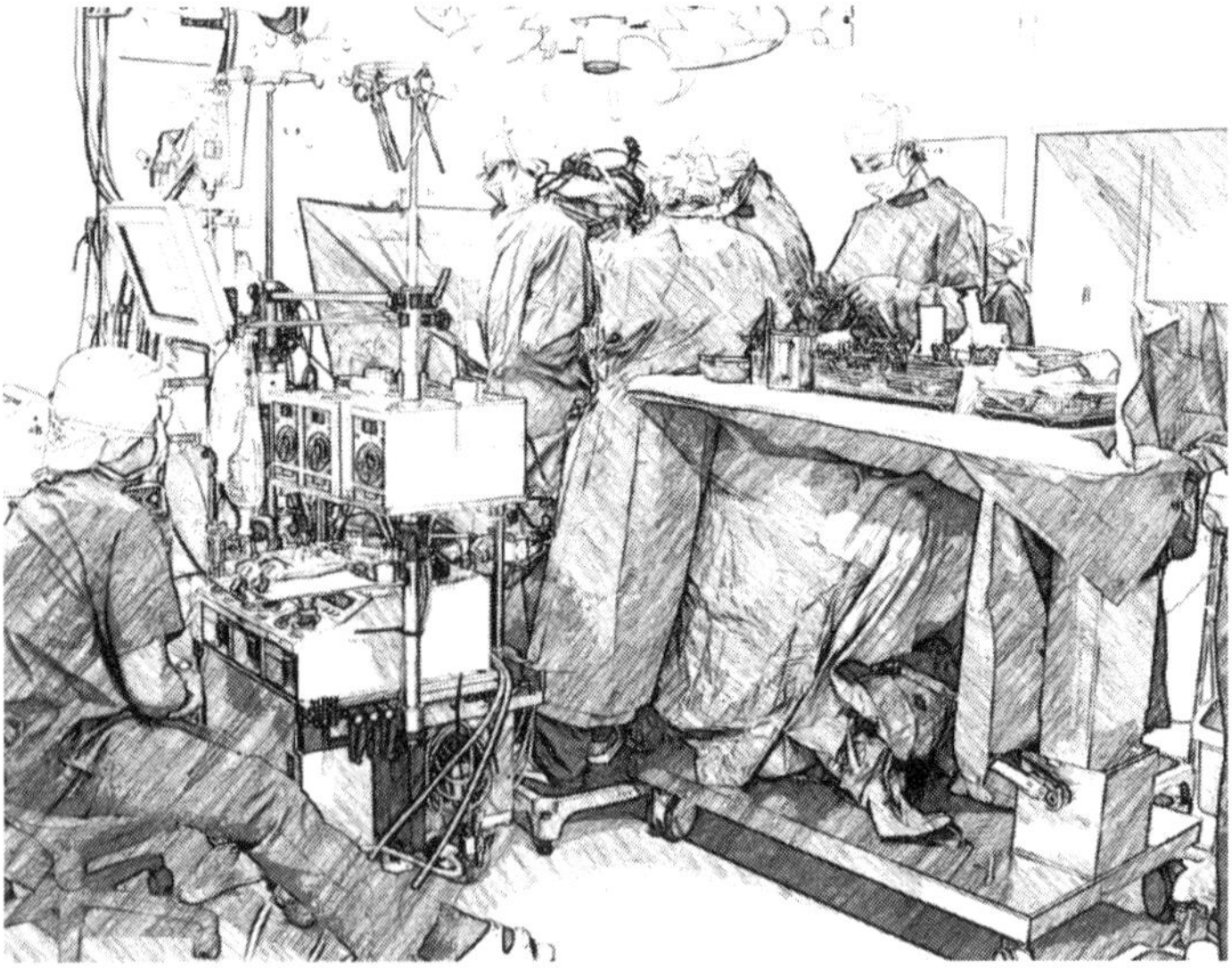

第二章

自己育成術

——若手時代をいかに過ごすか

仕事の流儀 9

ひたすら勉強せよ

三十代のうちに頭角を現せ

私は熊本大学医学部を卒業後、小児心臓外科を極めたく榊原記念病院への入職を希望しました。しかし、「新米はいらない」とあっさり断られてしまいました。それはそうでしょう。卒業したての何もできない人間をわざわざ取ろうとは誰も思いません。特に榊原記念病院は究極の臨床病院ですから、実践的力《ちから》のない外科医は必要とされないのです。

私は大学の医局に入るつもりはなかったので、卒業後は熊本赤十字病院で二年間の初期研修を積むことにしました。この研修は脳外科や産婦人科、耳鼻科や皮膚科を含めて、すべての科を回るものです。そして夜間は救急外来にずっと詰めるという生活でした。とにかく忙しくて走り回ったという思い出しかありません。この二年間の研修は、すべての責任は上司が取る、そして研修医を育てるという覚悟をもった先輩たちに囲まれたまさに実践的かつ野戦的なものでした。また、小児心臓外科をやるという決心を再確認できたという意味でも大変幸せな時期だったと思います。このことが後々の医師人生の大きな財産になったと気づくのはずいぶん後になります。

二年後の一九八三年、私は再び榊原記念病院に入職を希望し、そこでようやく研修医として採用されました。相変わらずの多忙な生活でしたが、榊原記念病院に入って最もよかったと思うのは、研修医が私を含め二人だけしかいなかったことです。そのため、多くの術後の子どもたちを一人で診《み》ることができました。また、ほとんどが軽症例でしたが、約十年で五百例近くの心臓手術をさせていただくこともできました。このことも私の大切な財産となっています。

何より自分で勉強することを否定されなかったのは、大きなポイントでした。人の上に立つような外科医になるには、遅くとも三十代後半までには頭角《とうかく》を現さなくてはいけません。それでも優秀なほうです。ということは、どんなに優秀であっても入職から十四、五年はかかるわけです。その間は一人前の外科医として扱われません。だから、じっと辛抱して勉強するしかありません。この時期に外科医として認められることなんてあるわけないのです。

榊原記念病院は心臓外科の世界的権威・榊原仟《しげる》先生が設立した病院です。私が入った時、先生はすでに亡くなっていましたが、決して依頼患者を断らないという「榊原イズム」は院内にしっかりと根づいていました。

労働条件にうるさい昨今では許されないことですが、私には一か月に二十五回という、いまだ破られない病院史上最多の当直《とうちょく》回数記録があります。外科の正職員になるまでの五年間のうち約二年半は病院に泊まり込み、「ＩＣＵ（集中治療室）の夜の帝王」との異名もいただきました。

今なら働き方改革で、当直はせいぜい週に一回で泊まりの翌日は休みにするという流れですから、月二十五回の当直がいかに桁外れなものかおわかりいただけると思います。しかも泊まった翌日も朝から働くことが普通でした。

実をいうと、私はこの当直料でお金を稼いでいました。というのも、当時の月給は四万五千円です。他の先生方の当直を譲ってもらって働かないとまともな生活ができなかったのです。

仕事の流儀 10

偶然でもいいから「そこ（現場）」にいる

良好な人間関係をつくる基礎

けれども、今から振り返っても、この研修医の五年間の体験は本当に貴重だったと思います。当時は、見るもの、聞くもの、触るもの、すべてが新鮮で興味深く、ただの一つも見逃しては損だと考えていました。執刀医として手術ができるわけではありませんから、緊急搬送された子どもに医師や看護師、検査技師などのスタッフがどう対応していくのか、しっかりと観察して自分のものとする、極論すれば、それしか研修医としての自分の存在価値はない時期でもあったと思います。

特に偉い先生がいない夜間は新米医師と看護師、検査技師だけで診ていくので、ICUをどのようにマネジメントしていくかがとても重要になってきます。結果として、そこで大いに叱られ反省し、そして鍛えられたのではないかと今では思っています。

当時最も驚いたことは、緊急事態があると昼夜を問わず、医師だけでなく検査技師や放射線技師などたくさんのスタッフが集まってくることでした。その対応の早さに、

「東京の病院はさすがだな」とびっくりしました。当直は必ず一人二人いるわけですが、それ以外にいつも四、五人が病院にいるのです。

あとになってわかったことですが、それにはからくりがありました。若手の独身の医師や技師は新宿で酒を飲んで、その当時は新宿駅の南口近くにあった榊原記念病院に宿泊していたのです。家に帰るより病院に泊まるほうが手っ取り早いというわけです。彼らが既婚者だったなら、そんなことはあり得なかったでしょう。たまたま飲むのが好きな独身連中が集まっていた結果でありますが、ある意味偶然の産物であったとしても、それは患者さんの救命には極めて有用なことには間違いありません。病院に泊まる以上、何かあったら出てこないといけません。だから、寝ているところをたたき起こされるわけです。その時の集まり方とか機器の準備の仕方を見て、「なんでこんなに素早いのか」と驚きました。

こういう生活を続けていると、そして、夜中に皆で急変に対処することを繰り返していますと、大変不思議なのですが、仲間意識というか、家族的というか、恋人とまではいえませんが、変な信頼関係が生まれます。結果として後々お互いに助け合う仲間になるという、これまた変な感覚が生まれます。

これは病院内の話に限らないかもしれませんが、良好な人間関係をつくるにはその場にいることが何より大事です。コミュニケーションを取りたくても、その場にいない人とは取れません。そして、絶好のタイミングで患者さんを助けることができたというようなケースを皆で共有することができれば、自然と仲良くなるものです。

偶然でもいいからそこ（現場）にいることが大事なのです。その時の経験は、まだ研修医であった私にとっては大きな財産になりました。理由はなんでもいい、とにかく現場にいることです。そこにいればいろいろなことが起こります。身をもってそれを体験することで、有形無形の様々なものが体に入ってくる気がします。そういう無駄とも思える経験を積むことが、若いうちには特に大事だと思います。

しかし、こういう体験を強制するわけにはいきません。特に昨今はなかなか難しいのが実情です。でも、先輩との経験値の差を埋め、そして先輩を越えたいのであれば、できる限り現場にいることも一つの方法です。そこにいて先輩と同じスピードで同じようにやる中で感じていくこと、そして多くの家族的仲間を作ることが、先輩を抜く秘訣かもしれません。

現場に出れば、上の人がやると決めたことはやらなければいけない。そういう体験を共有することによって連帯感が生まれ、自らにも力がついてくるわけです。そこにいないと端《はな》から話になりません。

仕事の流儀 11

仕事の現場にできるだけ早く来る

「そこ」にいるから様々な経験が積める

若い時は失敗をしても責任を問われません。そういう時期だからこそ、時間にとらわれずに積極的に現場に出て様々な体験が積めるのです。その大切さは経験しないとわかりません。本来であれば先輩が若い人に教えてあげればいいのですが、せっかく教えても今はそういう経験がなかなか積めないような環境になっています。

とはいえ、勉強の際に少しでもそういう話をしておかないと、若い人たちも損をします。これはどのような仕事においても同じことがいえると思います。そこで私が若い頃に何をやっていたかということを少しだけお話ししようと思います。

まず若手の頃の私が一番に心がけていたのは、手術室にできるだけ早く入るということでした。当時は麻酔《ますい》の先生が少なかったため、麻酔をかけるのを手伝ったりもしましたし、私自身が麻酔の点滴《てんてき》を取ることもありました。

そして麻酔によって心臓がどういう反応をするか、心拍数、血圧、血液の中の酸素の濃度などの反応をつぶさに観察しました。そこでもし何かおかしなことが起これば、早く切り始めないといけません。この身体反応の把握は、その後の手術および管理の流れにも直接繋がることです。その判断をする時の反応がどういうものなのかは、実際にそこにいないとなかなかわかりません。

私が榊原記念病院に入った当時、小児心臓手術の麻酔は東京女子医大の麻酔科の先生が担当していました。その先生から私は点滴の取り方がうまいと褒められたことがあります。それはずっと手術室にいて、見て覚えたのです。それがきっかけになって、その先生には小児心臓についていろいろと教えていただきました。実は私がこの病院に残れたのは、その先生が「高橋君はなかなかいいから残してあげたら」と上司に進言してくれたからです。

こうした人間関係も、その場にいないことには築けなかったでしょう。現場にいることが大切だということは若手教育の中であまり大きな声ではいわれませんが、本当に大事なことだと思います。

上司に引き立てられる人になる

仕事のできる人は、人たらしである

昔であれば、「いないと損だ」と先輩にいわれれば、「そこにいる」ことを選んだでしょう。しかし今の若手の多くは、「そんなことといっても、いるだけでは役にも立たないでしょう」と思うようです。特に長い手術になると「ずっとそこにいて全体の流れを見ておけ」といっても、いること自体が無駄だと考えます。優秀な人に限って「そんなことに時間を使うのなら、もっと他の勉強をしたほうがいいのではないか」と考えるようです。

しかし、本人が気づいていないだけで、そこにいることは何よりも大事なのです。そこでしか学べない生きた勉強ができるのです。だから、上司は多少気を使って、若手を現場にいさせる工夫をしなくてはいけません。私の頃のようにずっと病院にいるわけにはいかないとしても、「手術室でこういう勉強をしようか？」と促《うなが》すことが大事だと思います。昔みたいに「何があろうとずっと立って待っていろ」と命じても今は通用しませんから、そのあたりの教育はフレキシブルにやっていく必要があります。タイミングよく手術室にいるということは、一種の才能だと思います。よいタイミングで現場にいる人は、上司や周りの人に引き立ててもらえるし、愛されます。逆にいうと、そういう人でないと決してよい仕事はできません。

気に入られようとヨイショをする必要はありませんが、先輩に気に入られることは外科医として成功するためには非常に大事です。こういうことは一般の企業でもあるのではないでしょうか。

私自身は一九八〇年代の後半、榊原記念病院に来て五年目で、研修医から正式なスタッフになりました。スタッフになった時点で、子どもの親御さんに病状についての説明（ムンテラといいます）をして、親御《おやご》さんが納得してサインをすれば手術をしてもいいという資格を得たことになります。

私は当時から時間を短縮して手術をするということを考えていました。時間の短縮は身体の低侵襲と術後の早期回復のために何よりも必要なことです。そのため、いつも上司より早く手術が終わるように努力しました。このことは医療スタッフ全員の仕事量軽減にも繋がることです。それが好循環になったのか、九〇年代に入ってからは、たくさんの小さな子どもたちの手術を任されるようになりました。

一九九七年に、私は新たに開発した超小型の人工心肺装置を使い、体重三・七キロの乳児の無輸血開心術に成功しました。朝日新聞でも紹介されたのですが、この成功の最も大きな要因はやはり、手術を短時間で行うことができたためと考えています。

時間短縮の具体的方法については今まで多くの検討を行いました。個々の疾患や手術手技の特徴を分析するだけでなく、一人一人の研修医のデータを調べて、どの時間帯を短くするのが一番いいのかという評価も行いました。二、三年分のデータをチェックして、こうやったら早くなる、この部分を抑えれば早くなるという結論を出すのです。結果、他の病院の三分の一から四分の一ぐらいの時短ができたわけです。

もしのんびり時間をかけて手術をしていたら、赤ん坊の無輸血手術なんてとてもできなかったはずです。手術時間の短縮というのは学会その他にも認められました。そこから手術の早さに関しては「高橋しかいない」といわれるようになりました。このように周りから認められるようになると、不思議と仕事がどんどんうまくいくようになります。

どんなに優秀であっても、周りに認められなければ何もできません。だから、周りに気に入られることが最も大事だと断言できるのではないでしょうか。それを伝えないまま若い医者に「そこにいろ」と命じても、その意義を理解することは難しいでしょう。大事な時にそこにいなければスタッフに好かれる医者にはなれない、ということを教える必要があります。

さらに細かくいうと、研修医には、周りのスタッフから好かれるポイントがいくつかあります。それは研修医が中心となってやる手技、例えば、手術の傷を閉じること（閉胸）や点滴を取ること、また術後の管理などで、これらの仕事が早くできないと周りのスタッフには好かれません。そういうところで「この人はいいね」と思われると、次に自分が手術をやる時に周りは助けてくれます。反対に、「あれはダメだね」と思われると助けてくれません。どうも人間関係というものは、そんなところからできあがっていくようです。そういった意味で、「外科医は人たらしじゃなきゃいけない」といわれるのです。

これは病院でなくても、一般の企業でもどこでも同じかもしれません。仕事のできる人を見ていると、どこか「人たらし」の要素がないでしょうか。

仕事の流儀13

上司の考えを瞬時に理解し、自ら考える

経験値の差を埋める唯一の術

外科医というのは、ＩＱは普通であっても、手術ＩＱが高くなくてはいけません。「お前、頭は悪いけれど手術はうまいな」というのが使える外科医です。極論すれば、知識はゼロでも技術があるのは手術ＩＱが高い人です。いい方を変えれば、センスがあるということです。

頭のいい若手はなんでも頭で考えようとします。もしかするとベテランの上司と同じように考えることができるかもしれません。しかし、実技は頭で考えるのとはわけが違います。これは経験しないことには身につきません。

若手が現場で自分に足りないところを埋めようと努力することは、多少の問題が発生するにしろチームワークの向上に繋がります。そのためには、実際の場でチームの一員として若手にも現場の空気を同じように感じてもらわなくてはいけません。つまり、上司が何を考えてやっているのかを瞬時に理解して、同じスピードで動けなくて

は困るのです。同じスピードで動けるようになった時点で、手術力の程度は別として、少なくとも上司との経験値の差は埋まっていきます。そのためにも、何度もいうように現場にいることが大事なのです。

ただし、みんなが横並びでなくてはいけないとか、上司はパワハラ的な発言は一切してはいけないということが前提条件になると、いくら現場にいても経験値の差を埋めることは難しいかもしれません。時には叱責《しっせき》されながら自分の足りない部分を身に染みて感じ、それを埋めようと努力することが成長のためには必要だからです。

そう考えると、大事なのは何をいっても、あるいは何をいわれても許し合えるような人間関係を日常的につくっておくことだということになるでしょう。

若手外科医は上司が持つ経験値にはどうしても勝てません。また、手術も簡単にはさせてもらえません。唯一経験値の差を埋める術があるとすれば、自分だったらこうやる、こう工夫すると考えることです。それが手術ＩＱを高めることにも繋がります。

責任のない若手は、上司より長く手術室にいることができます。それは、急速に進歩していく心臓手術を、実際の現場で長く考えることができるということです。誰よりも早く手術室に来ていると、考える時間がそれだけ多くなります。考えるという感覚はまさに感覚的で空間的なものですが、手術室は手術の流れを感じるとともに、若手にとって手術という物理的手技を感覚的に思考できる大事な場所なのです。

経験上、一つの考えにこだわると、なぜかたくさんの物事をより柔軟に考えることができるような気がしてきます。また、一人で考えていると、これもなぜか時間の流れが愉《たの》しく、しかも短くなる気さえします。そして、不思議なことに、偉い先輩たちの教えと同じ経験をするということが増えていきます。このことは、自分自身が手術を面白く感じ、集中しているということではないでしょうか。大変僭越《せんえつ》ですが、それが手術を学ぶということだと思うのです。

手術を学ぶと、手術そのものの技術はたまにですがアップデートしていきます。そして、「お前は手術IQが高いね」と、上司から最高の評価を受けることとなります。特に小児心臓手術は基本手技の組み合わせですから、その流れをひたすら考えて向上させていくことがとても大事なのです。

仕事の流儀 14

上司の仕事をひたすらコピーする

繰り返しの中に存在する宝物

若手外科医の時期、手術室には見逃してはいけない有意義なものが毎日たくさん存在しています。「手術を見て感じなさい」「先輩の手技を見て覚えなさい」「盗みなさい」――これらは年度始めに、あちらこちらで上司からよく聞かされるセリフです。ところで、読者の皆さんは手術室で感じるということが理解できるでしょうか？はっきりいえば、そんなものは若手に理解できるわけがありません。初めての海外旅行と同じで、見るもの聞くものすべて不安を伴った愉しみのようなものなのです。

今思えば、私はその時の直属の上司の笑い顔ほど嫌なものはありませんでした。しかし、どんなに嫌でも最初は上司のコピーをしなくてはなりません。上司の顔をしたお面を被《かぶ》るようなものです。そして、やることはただただ同じことの繰り返し。手術中は静かに執刀医の右側に立ち続けます（これを「足立ち」といいます）。もちろん術野《じゅつや》に手を出すことは許されません。縫合糸を留める鉗子《かんし》と血液吸引器を持ってひたすら筋トレをしているようなものです。

しかし、足立ちとして手術に参加するこの時間は、若手外科医にとって最も重要なものです。雑用で呼ばれることもありませんし、前述したように全く責任はありません。最初から最後まで、徹底的に手術を客観視できる時間なのです。さらに、手術後の状態の良否も手術室からの繋がりを持って見ることができます。

この時に若手外科医が感じるべきことは、単に執刀医の技量の良し悪《あ》しを見極めることではありません。大事なのは、術後状態も含めて「今日の手術はよかったね」という共感をスタッフ皆で得ることです。例えば、今日の体外循環は非常に低侵襲だったとか、器械出し看護師の器具渡しが完璧だったとか、術後も安定していただとか……。そういう共感を得ると、次は何が必要か、何が足りないのか、チーム各員がそれぞれやるべきことがよくわかるようになります。

もちろんその際の若手には、自分が感じたことは果たして正しいことなのか、その感じ方のレベルは高いのか低いのか、また感じる程度は日々向上しているのかという自己判断をする必要があります。そしてその時に、手術の感じ方をよく知っている上司は、変な作り笑いをせず、セクハラにならないようにアドバイスしてあげることです。逆に、若手外科医もこの時の上司には大人の対応をすることが必要です。オトナと一緒にオトナの仕事をするためには、嫌だと思っても、一過性でいいから上司をリスペクトすべきです。そうすると、上司はホイホイと機嫌がよくなるものです。

さて、そうなると、感じる回数は当然多いほうがいいことになります。しかし、外科医の減少が問題となる昨今でも、若手外科医が手術に入る回数はそれほど多くありません。「ひたすら筋トレ」を行う回数が少ないのです。無駄と感じても時間をやりくりして手術室にいて感じることが大切です。

仕事の流儀 15

「責任のない時期」を自覚して過ごす

すべての責任を上司が担う稀少な期間

目標を持って会社に入社し、これから働こうとする人たちは、大学時代からビジネスに関する専門的な勉強をしているのでしょう。ところが外科医というのは、学生の間は切ったり縫ったりといった専門的なトレーニングは何もしていません。そういう人たちが病院に入ってきて、初めて患者さんに接して、初めて自分の手で様々なことをやるわけです。ですからそんな若手に責任を背負ってもらうことはできません。その人が責任を負えるくらいに成長するまでは、すべての責任は上司が担うことになります。

逆にいえば、自分に責任がないのですから、大学を卒業して医師になった一、二年目というのは一番愉《たの》しい時期でもあります。もちろんなんでも好き勝手にできるわけではありませんが、現場で起こることを詳細かつ客観的に見ることができます。そして、何かを目にした時に、あれをやっていたら、これをやっていたらというような

「たられば」の結果を無責任に考えることもできます。

しかし、ある時期から責任が出てくると、とてもそんな心境ではいられません。自由に勉強できる時間が少なくなります。

若手にとっては責任のない期間をどう過ごすかが非常に大事なのです。責任のない期間は決して長くはありません。だからこそ、その期間はできれば自覚的に過ごしたいものです。おそらくこれは一般の企業に入った新人社員でも同じことでしょう。

もちろんその時期には、医療の勉強だけではない雑用という仕事も増えるかもしれません。しかし、医学において雑用という言葉はないように思えます。すべてが自分の将来のスキルアップのために、また、人間関係の構築のために必要だったと感じる時期がいずれ来ると信じることが必要です。

卒業したての研修医の中にも非常に優秀な人がいます。私は同じ条件で同じところから横並びで一斉にスタートさせるという教育は、本当の教育ではないのではないかと思っています。優秀な人は最初からどういうふうに育てるかを考えて教育してあげなければかわいそうです。

別に腕がいいから出世するわけではないのですが、医者というのは頭でいろんなことを考えて治療の方法を選択しなければいけません。そのためには、早くから現場に入ることが一番の近道です。だから、責任をとらなくてもいい期間に、その数を増やすことが大事なのです。

仕事の流儀 16

参加しない仕事にも当事者意識で臨む

自ら接近せぬ者にチャンスなし

若手外科医の手術を指導する時、非常に気になる部分があります。それは手が動かないということです。何のために毎年五百例の手術を見せているのかと不思議に思います。それは器用不器用という問題ではなく、主な原因は、自分が参加しない手術を全体を通して見るという努力をしていないことにあると私は考えています。

手術室の外でモニター画面を見ているだけでは手は動くようになりません。手術は頭でやるものといわれますが、そんなことはありません。まずは手でやるものです。手の感覚はまさしく〝感覚的〟なものですが、手術室は若手外科医にとってその感覚を得ることができる大事な場所なのです。

自分から見よう、自分から接近しようとしない若手外科医にとっては、感じるチャンスは存在しないも同然です。もちろん、感じたとしてもそれを改めて考えるか考えないか、考えてもできるのかできないのかが問題で、感じたからといってそれだけで手術がうまくなるわけではありません。感じたあとはもっと感じなければなりません。また、若手外科医からは「手が動かないほど緊張した」という言葉もよく聞きます。しかし、それは緊張しない訓練ができていない証拠です。執刀医は必要以上に緊張してはいけませんし、起こっていないことにビクビクする必要もありません。

スキルが身についた上で、余計な反省をする余裕もないくらいの数をこなしてこそ一人前の外科医となることができます。経験的には、年間三百例の手術を行うようになると緊張感はなくなるようです。ただし、チームとしてはよい意味で緊張感を保っておくことは大事です。そうすると、次にやってくるとんでもない緊張をチーム全体で余裕を持って受けることができるからです。

手術終了後には、「あの部分はもっと時間をかけて慎重にやるべきだった」という発言も多く聞きます。しかし、最初からゆっくりやるという考え方を持っている限り、決して時間短縮は身につきません。

少し専門的な話になりますが、縫合糸を結ぶ時に針を毎回切り落としてから結ぶということも手術の流れという面では目につきます。心臓外科で用いる縫合糸は両端に針がついていて、本来は針を落とさずに結紮《けっさつ》（糸を結ぶこと）できるように日頃から練習しなくてはいけません。このような練習をする際に大事なことは、あまり本気にならず、真剣にやらないことです。テレビでも見ながら、あるいは話しながら、針を見ずに結紮の練習をしていると、そのうちに指に針を刺すようなことはなくなります。要するに、ごく当たり前のこととして簡単にできるようにならなくてはいけないのです。これだけは手術室の外で行うべき必須の訓練です。

テレビで牡蠣《かき》の名産地のおかみさんたちの殻剥《からむ》き風景を見ました。皆さん、実に愉しそうに話をしながら次々に殻を剥いていきます。あんな感覚で練習をして、技術を身につければいいのです。少なくとも練習でできなかったことが本番でできることは滅多にありません。自ら直接参加しない手術であっても、当事者意識をもって臨むことが大切です。

仕事の流儀 17

一つの事象を深く感じ、深く考える

まずは専門馬鹿になる

若手の成長には個人差があります。もちろん早期熟成の天才外科医は確かに存在しますが、それほど焦る必要もありません。ただ、競争は競争ですから、あまりのんびりしているわけにもいきません。

成長をしていく際に大事な心構えは、「経験数は少なくても一つの事象についてどれだけ深く感じたか、そして考えたか」だと思います。もちろん結果がついてくることが前提ですが、「大海は知らずとも天の青さを知っている。まあそれでいいんじゃないですか」――そんな気分でいればいいと思います。

しかし、真面目な顔をしてそんなことをいうと、しばしば「専門馬鹿」だと批判されます。この指摘は結構こたえますが、ただ、そういう人の「専門馬鹿でないという定義」は、外国に行って見聞を広めたとか、仕事以外の趣味を持っているとか、ストレス解消の方法があるとか、いろんな人脈があるとか、どうでもいいことばかりです。

なので、何をいわれても相手にする必要はありません。

蘊蓄《うんちく》という言葉があります。医者が蘊蓄を語ると「何を小賢しいことを言うのか」と思われがちです。確かに、本を読んだだけ、人から聞いただけの知識をひけらかすだけというのは褒められたものではありません。

ただ、私たち小児心臓外科医が語る蘊蓄はそういうものではありません。「小児心臓外科医ほど融通が利かず面倒くさい人種はいない」とよくいわれますが、小児心臓外科医は、子どもの命や親御さんの心情を誰よりも考えます。その意味では、先人の教えや言葉が自分の経験と頻回に重なっていく職業ともいえます。そこに外科医としてのスキルや、成績が上がって子どもたちが少しでも幸せになったという物語が加われば、それは小児心臓外科医のみが語れる蘊蓄になります。

専門過ぎて他の事柄に無頓着な専門馬鹿、病院に居続けて家族を犠牲にする専門馬鹿、常識がなく下手なウンチクを語る専門馬鹿――これらは小児心臓外科医について今までいわれ続けてきたことです。私自身も、小児心臓外科という職業に対して早めに悟りを開いて、もうそろそろ専門馬鹿を辞めることができると確信する時期が来たらいいなと常々思っています。

しかし、いまだに救命できない子どもがいる現状では、もう少しの新たな工夫と実績が必要です。「青さだけでなく天の高さと深さ」を知って、専門馬鹿から脱出するための大海へ出ようと考えています。そして、一般の人たちに愉しい蘊蓄を語れるように、外科医を辞めたあとに専門馬鹿といわれないように、大海から新しい世間の常識を得るためにとにかく根性で長生きしてやろうと考えています。

若手教育は我々ベテランの役目であり、また専門馬鹿といわれないようなしっかりした仕事ができるような資格を取らせることも我々の役目です。しかし、僭越ながらそういう役目を担うベテランの意見をいわせていただくならば、まずは専門馬鹿として心臓外科にどっぷり浸ることが大学卒業したての若手には何をおいても必要なことだと考えます。経験上、それが自分自身を育てる第一歩になると思うからです。

自分自身の仕事を突き詰めて考えるということは、若いうちにこそしておくべきです。そして、そのための時間が若手には与えられるべきだと私は思います。

第三章

人材育成術

——上司は今どきの若手をいかに育てるか

仕事の流儀 18

ステップアップに不可欠な「資格取り」がある

成長段階において求められる力量

外科学の世界では、まず上司に認めてもらえなければ、執刀医として手術を行うことはできません。

「お前、これやっていいよ」

どんな職業でも、このように上司からいわれる時期がきます。「これをやっていい」という資格を得ることを、我々の世界では〝資格取り〟と呼んでいます。

仕事を任せられる判断基準は上司それぞれ、あるいは職種によって様々でしょう。ただ、手術の場合は結果がすべてであり、できれば許しを得た上司よりも少しだけうまく終わることが資格取りの必要条件となります。

若手の外科医からは、「あの人よりうまくやる自信があります」とか「これだけの経験があるので大丈夫です」といった発言もよく聞きますが、経験上、それらの発言は信用できません。「百年早い」ことがほとんどです。さらにいっておきますが、大学卒業直後の外科医ほど役に立たない人種はありません。それは当然です。学生時代には外科本来の手術手技に関して全くトレーニングを受けていないのですから。

しかし、小児心臓手術の各手技自体はそれほど難しいものではありません。少し器用であれば、誰でも比較的簡単に取得できます。昔、わが故郷には魚を売りに来る行商《ぎょうしょう》のおばちゃんがいました。お袋がヒラメを頼むとエンガワを出刃一本で引っ張り切る、その技は見事でした。でも、外科医にはそんなことはできなくてもいいのです。

さて、小児心臓手術における資格取りについて具体的に話を進めましょう。「こいつは心臓外科医として生きていけるであろう」と上司が思える第一の条件があります。それは心室中隔《ちゅうかく》欠損症（左心室と右心室の間の壁に穴が開く疾患）の閉鎖手術がしっかりできるということです。

第一章で、小児心臓手術には基本手技があって、難易度に応じてその組み合わせが変わってくるとお話ししましたが、心室中隔欠損症の手術というのは、その基本中の基本です。これを完全に習熟しないと、より困難で時間がかかる手術は任せられませんん。これをクリアしてようやく次の段階に移ることができます。もちろん、その後にはまた新たな資格取りが必要となっていきますが、とにかくこの第一段階をクリアしないことには何も始まりません。

外科医にとっての最終的な資格取りは、自分のチームを持つ外科部長になることです。それには最速でも大学を卒業して十五年ほどかかります。それまでの立場は一介《いっかい》の外科医にすぎません。心室中隔欠損症の手術は、そのゴールに向かってのファーストステップです。

心室中隔欠損症《しんしつちゅうかくけっそんしょう》をクリアすることが執刀医への資格取りになるわけですが、それでは心室中隔欠損症の手術をやってもいいという資格取りとはなんでしょうか。実はそれは、第二章でも触れましたが、周囲の人たちの後押しがあることです。

すべての資格取りの段階では結果が求められますが、結果を出すために重要なのは、上司をはじめチームの看護師、技士、さらには子どもを紹介してくれる小児科医に「こいつを後押ししてもいい」という気持ちを持たせることができるかどうかです。手術ができるから後押しするのではなく、「こいつは次のステップに行けばもっとうまくなるだろう」と思わせることが大事です。これが最初の資格取りになります。

こうした周囲の後押しが得られない状況で資格取りを進めても、いずれなんらかの問題が発生することが多いようです。そうならないためにも、外科医は〝人たらし〟にならなくてはいけないのです。

仕事の流儀 19

無駄も含めて自らの経験を伝える

上司のひと言が気づきに繋がる

心室中隔欠損症手術をまだ経験していない外科医は「ただの外科医」でもなんでもなく、単に医師免許を持っている「普通の人」です。前述したように役に立ちません。しかし、この時期に「普通の人」が持つ最も大きな強みがあります。それは、第二章でも触れましたが、「責任が全くない」ということです。つまり、責任はすべてにおいて先輩が取ってくれるのです。

若手にとって、この時期をどう過ごすかが自分の将来を決定します。責任がないのですから、あまりチマチマ考える必要はありません。徹底的に手術を客観視して、大局観を養うことが重要です。これが第一章で述べた手術の流れ、特に時間感覚と皮膚感覚の把握に繋がります。

患児の状態が良好に経過しているかどうかという手術の流れ、患児の状態を少しでもよくするための工夫の流れ、そしてタイミングよく手技を進めることができているかという流れを感じられるかどうか。これらは一部分だけを切り取って見ていても決して把握できません。だから全体を眺めることが大事なのです。

「普通の人」には雑用とされるような仕事も多くありますが、そうした仕事をこなす中でも「なかなかいいね」と小児科医や手術室の看護師、そしてとっても怖いお局《つぼね》様に気に入られるような〝人たらし〟にならなければなりません。

手術の一つひとつの手技には意味があります。それぞれに意味を持たせていくのは比較的簡単ですが、手術の流れ全体に意味を持たせることはなかなか難しいことです。流れの中には、外科医、看護師、技士、麻酔医、それぞれが重視するタイミングがあり、同時に統合された全体の流れがあります。若手外科医はその流れを徹底的に観察し、身につけなくてはいけません。

つまり、「普通の人」の時代は、初めての心室中隔欠損症手術をうまくやるための、そして手術専門馬鹿になるための大事な準備期間なのです。単に頭で考えるだけで理解できることは、あとで理解すればいい。まずはしっかり見ることが大事です。

また、これからの外科医は、やらせればなんでもできるという、ある意味、皆に最も嫌われるタイプの人間になる必要があります。そのためにも、責任を伴わない時代にいかに準備をするかです。二十四時間、三百六十五日、手術に向き合っていれば、手術の才能は必ずあとからついてきます。その一方で、責任のない時代にしかできないことを時間を無駄にせずしっかりやることです。もちろん、手技だけ覚えればよいというものではありません。大量の知識を詰め込む作業も若いうちには必要なことです。

まだ外科医として認知されていない「普通の人」の時代をいかに過ごすか。これはとても大事なことなのですが、当の本人は毎日必死なので、この時代を意識的に過ごすのはなかなか難しいと思います。私の経験でも、ずいぶんあとになってようやく「あの時代があったからよかったんだ」と気づきました。

そんな若手に先輩が「今が大事だよ」とひと言アドバイスしてあげると、本人は気が楽になって自分の時間で他の勉強がやれるようになります。それとは反対に、私のようにずっと病院にいた人間は、今振り返っても「あれは無駄な時間だったな」と思うことも多少はあります。そういうことも教えてあげると、その人は私よりも早く成長するかもしれません。このように、大事なことを前もって若手に教えてあげるのは上司の大切な仕事です。あまりいい過ぎると「うぜぇ」と嫌われてしまいますが……。

「質高く、うまく、早く」を徹底する

初戦からの習慣づくり

若手外科医が初めて行う心室中隔欠損症の手術には、当然のことながら時間がかかります。上司はそのことを念頭に置いて、若手に結紮（糸を結ぶこと）や縫合などの基本的な外科手技を十分に練習させなくてはいけません。また、体外循環の侵襲に関する知識や術後の集中管理方法についても習熟させておく必要があります。

初めての手術では、「焦らせて手術をさせないように」「慣れるまではより慎重に手術をさせるように」といった意見もよくいただきます。もっともなことではありますが、しかしそれ以上に、初めての手術は「質高く、うまく、早く終了する」のが当たり前であるということを上司が発信し続けることが重要です。

それでも何かしらの問題は発生します。でも若手外科医は手術室が独自に持つ能力を当たり前のものとして手術をしなければなりません。そのために、上司は若手外科医に対して、自身の経験から最も喫緊で予防すべきことだけは話しておく必要があります。それは若手外科医の不安を取るだけでなく、スタート地点をやや上方向に変えることになります。

若手は学ぶべきこと、慣れるべきことが極めて多いのですが、一つひとつの手技に対する器用さ不器用さとか、周りへの目配りとか、知識だとか、他職種や家族への対応だとか、そんなものは慣れですので場数を踏めばなんとでもなります。また、手術中は、器械出しの看護師さんが母親のように気を使ってくれますし、全身の管理は麻酔医と体外循環技士がしてくれますから外科医は手技のみに没頭すればいいのです。

しかし、上司が若手に話すべきなのはそうしたことではなくて、自らの体験に基づく手術の要点です。最初は理解してもらえなくても構いません。内容によっては時間が経《た》って初めて解決するものもあり、その場その場ではどんなに努力しても自分のものにならないこともあります。でも、「あの時に上司がいっていたことはこのことだったのか」と感じる時期はいずれ来ますし、話を聞いていればその時にそれが自分のものになります。そうやって伝統というものは受け継がれていくのだろうと思います。

私も、ベテラン看護師に叱られながら教えられたことが多々あります。心臓手術がチーム医療だといわれるのであれば、言葉や気持ちだけでも、ベテランと若手との経験値の差をなるべく早く埋めておくことは大事です。そう心がけていれば、私が三十数年かけてようやく手に入れたものを自らの実力だけで一年でものにするような天才が出てくるかもしれません。「何事も経験」なんていう常套句《じょうとうく》は、こと外科医の世界では全く通用しません。

もう一つだけ上司の仕事を挙げておくと、若手に手術をさせる際に引きつった顔にさせないこと、これも大事な仕事です。経験上、気分よく、滞りなく手術を行うのは大変幸せなことです。愉《たの》しみながら手術をするというと語弊《ごへい》がありますが、そうすると、終わった手術の内容に納得でき、逆に反省点もよく見えてきます。

スタッフと「あの時はホントに愉しかった」「あの時、なんで、あなたはこうしなかったの？」というような会話ができることほど有意義な気分になることはありません。逆に、「あれは駄目だよ」と指摘されたら、次はなんとかしようと思います。これも外科医にとっては愉快なことなのです。

気持ちが強いだけではプレッシャーには勝てません。愉しむからプレッシャーを消せるということもあるのかもしれません。

仕事の流儀 21

百点の出来でも、二百点を目指せと叱る

上司のお面をはずしたあとが勝負

先に述べたように、外科医には先輩の手術手技を見て真似て盗まなければならないという伝統的考えがあります。真似をしていくと、なぜこういうやり方をしているのかが理解できて自分のものになります。それで上司と同じレベルまでは上がっていけるので、最初は真似するだけでいいのです。

しかし、最初はよくても真似だけではやがてうまくいかないことが出てきます。周りから見ていても、真似しかできない外科医はだんだん鬱陶《うっとう》しくなります。だから、早めに上司の真似というお面をはずして、はずしたあとの自分に変化を感じることが必要になってきます。

私の場合は、時短という感覚でスタッフに好かれたところがあります。最初から上司を越えることはできないわけですから、そういうちょっとしたところで頭を出せば、どんどん後押ししてもらえます。その結果として、上司を越える歴史がつくれる可能

性も出てきます。とはいえ、あまりやり過ぎて上司に嫌われたり口論をしたりするのでは意味がありません。一つひとつ積み重ねていくことが大事です。

特に心臓手術の場合には、基本である心室中隔欠損症手術において、自分の技術向上を図るだけでなく、執刀医として時間短縮を会得したという実感を得なければいけません。それが、より時間のかかる重症例の手術を円滑に行うための資格取りとなります。だから、心室中隔欠損症手術だけは、体外循環技士や看護師を含めて、多少強め、かつキツめに指導して徹底的に時間短縮を追求しています。百点の手術であっても、「なぜ二百点取れないのか」と叱ります。

縫ったり結んだりの練習は手術の外でやっておかなければなりませんが、手術の時間をどれだけ短縮するかという流れは手術室の中でしか覚えられません。榊原記念病院で私の下についた若手外科医は、大体、私と同じぐらいの時間で手術ができるようになります。そういう時間短縮の指導をする人がいれば、誰でもできるのです。時間を短縮するのは決して難しいことではありません。

また、仕事が早いということは、自分で臨機応変に判断したことが的を射ているということです。このような判断能力を磨くことも、手術室にいるからこそできることです。若手はそういうところのレベルアップを図る必要があります。そのためには常に目標を高く持つことが大事です。低いレベルをクリアして褒められても意味がありません。

成長の過程は人それぞれですから、見守らなければいけない時期は全然違います。でも、「こんなことを感じた」「こんなことを考えた」というのは経験した人しか話せません。そして、話さないと相手には通じません。このことは上司が決して忘れてはならないことです。知らせておくべきことは最初からしっかり伝えていく必要があります。

その大切さに気づくか気づかないか、そして気づいた時に考えるか考えないか。それは本人次第です。つまり、後押ししてもらえるような資格を取ったら、「そこから先はあなたの責任だよ」ということです。そこから先に成長するかどうか、その半分の責任は上司にありますが、残りの半分は本人にあります。半分の責任の分は自分で努力してなんとかしてくださいということです。

仕事の流儀 22

仕事の大変さと愉しさを同時に伝える

成長する人へと仕向ける

人の成長スピードはそれぞれに違っていますが、成長する人は必ず「素直さ」「ブレなさ」を持っています。いい換えるならば、成長する人とは「一つのことを続けることができる人」です。成長できない人には、それが欠けています。

したがって、成長する人と成長しない人の分岐点は「素直さ」「ブレなさ」を持っているかどうかにあるということになります。それゆえ、成長する人に仕向けるためには、できるだけ早くブレなさをつくってあげることです。すでに述べたように、本来それは学生時代に身につけるべきことですが、今の医学界にはそういう教育がないので病院に入ってから上司が教え込むしかありません。

病院に入ってくる若手を見ていると「あなた、本当に医者になるつもり?」「本当に手術をやりたいの?　それとも単なる外科医になりたいの?」と聞きたくなるような人もいます。そういう人を成長させるには、ブレない心をどれだけ早くつくれるかにかかっています。それができるかどうかで分かれていくような気がします。

若手は誰でも入ってきた当初は生意気なものです。自信満々で、仕事を簡単に考える傾向があります。そこを修正するためにいわなければならないことがたくさんあります。例えば、この職業はホントに過酷なんだと思わせないといけないし、世間から冷たく見られるのも当然なんだということを教えなくてはいけない。同時に、厳しい仕事だからこそ愉快にやっていくんだということも教えなくてはいけないのです。

その結果、大変だけれど愉しい仕事だなと思えるようになれば、その人は成長しない側から成長する側に変わっていく可能性があります。だから私たちは、新しく病院に入ってきた人がどんなに気に食《く》わなくても、あるいは変わり者でも、ピリピリするようなことはありません。そこから変わっていってくれればいいと思っています。

ただし、どうしても気が合わない、という感じの人もいます。それはもう前世の因縁だろうと思って諦めるしかありません。

一方、素直であるというのは、ただいわれたことをなんでも聞くというのではなくて、「考え方が素直」ということです。いわれたことに対して、素直に良い方向に考えていくことができる人が成長する人です。もう少しいうならば、起承転結に則って結論を出すような人は「考え方が素直」だといっていいと思います。

言い方を変えれば、論理的に考えられるタイプです。「こういう場合はこう考えてはいけませんね」と自分の主観を挟《はさ》むのではなく、「こういう場合はこうなりますね」と事実に基づいて考えるタイプです。あるいは、いわれたことに対して「でも、先生」と返すのではなくて、「そうですね」と応じる人。こういう人のほうがなんでもよく吸収して伸びていくように感じます。もちろん、「でも、先生」と答える若手のほうが、こちらとすればやりがいがあるのですが……。

また、生意気だけれど教わり上手な人は若手にもいます。ヨイショするわけでもないけれど、目を輝かせてこちらの話を聞いてくれたら、もっと教えてやろうという気にもなります。そういうタイプは必ず伸びていきます。

仕事の流儀 23

上司の一番得意な玄人技を見せる

さすがと思わせてファンにする

上司が若手育成に関与する時に大事なことは、先にも述べた一番簡単な手術を流れるように終わらせるともっと難しい手術の時に楽になると感じさせることです。

そしてもう一つは、上司の一番得意な玄人《くろうと》技をドヤ顔で見せてあげること、若手の育成には最も効き目があります。「さすが」とびっくりさせるのです。新しく入ってきた人は、それだけで上司のファンになってくれます。これが大事なことで、上司の一番の役割です。新人に「すごいな」と思わせることができれば、その人には続ける勇気が出てきます。何も感動がなくてがっかりするようなことばかりだと続けるのが難しくなってしまうのです。

また、自分の周りに人が集まることが運であるとすれば、上司は運がよくなければいけません。どうやって運をよくするかですが、例えば次のようなことがあるのではないかと思います。

ある時、若手医師が私のところに挨拶に来ました。しかし彼は上司である私には挨拶しましたが、私の周りにいる看護師さんたちに挨拶をしませんでした。だから私は彼を呼んで、「『ここで勉強させてください』といってこい」と注意をしました。そういう当たり前のことをきちんとすることが運をよくすることに繋がると思うのです。

運というものには様々な表現の仕方がありますが、他人との繋がり、つまり縁を引き寄せるのはその人の持っている運で決まるのではないかと私は思います。経験的にも、よい運を持っていればいろいろな若手が集まってきて、チームのメンバーになりたいといってくれたりするような気がします。

そういった意味で、上司はいつも自分の運について考えておく必要があるように思います。結果論として、運がないように見える人は、やはり仕事もうまくいっていないことが多いようです。当然、人も育てられません。

日本人というのは神仏を信仰していなくても、正月にはお参りをしますし、ご祈祷《きとう》をあげたり、地鎮祭《じちんさい》をやったりしています。だから、信仰はしていなくても、心のどこかで神仏というものを信じているのでしょう。きちんと礼を尽くせば神さまも多少は運をくれるかもしれないと思っているのではないでしょうか。

その考え方が合っているかどうかわかりませんが、少なくとも神仏に運を祈ることが悪いとは思えません。

　また、これも運と関係してくるといってもいいかもしれませんが、若い連中はどうしても異性との出会いや酒や博打《ばくち》などの多少の失敗をやらかして、仕事に没頭できなくなるようなケースがあります。だから上司は、そうしたものに走らないような環境をつくってあげることが大事です。要するに、この病院にいれば仕事が面白いから他の遊びに走る心配は少ないというような環境づくりをするわけです。

　同時に、たとえ一時的にそういう遊びに走ったとしても、すぐに戻れるようにしておくことも大事です。多少は大目に見てあげるというわけです。上司がそういう寛容な態度を見せると、若手ものびのびと仕事に打ち込むことができます。そういう環境づくりも上司が関与する仕事の一つだと思います。

仕事の流儀 24

「若手育成にはタイムリミットがある」と心得る

いつでもいい、では成長しない

心臓外科手術というのは、外科医に付き合ってくれるメンバーがいて、一人ではできないことを皆で力を合わせてやって初めて成り立ちます。だから、そのレベルに到達していない人は手術には入れません。

たいがいの執刀医はわがままですが、執刀医がある手技や管理方法を必ず身につけるべき義務であると決めたら、全員がそれを確保していなければ手術は進みません。手術において多数決の制度はないと考える必要があります。

私の手術でも、特に体外循環技士にはかなり細かい注意をしますので、「あなたの手術はそんなに人を不愉快にさせなければ成り立たないもの？」などと思われているだろうと想像します。

ただ、体外循環技士にとって最も重要なことは患児の術後状態の良否、すなわち結果ですので、注意された原因と妥当性《だとうせい》をしっかり判断すべきだと思います。心臓の修復状態や手術にかかる時間など、外科医の責任として反省すべきことも多いのですが、術後状態の良否の多くは体外循環技士の責任によるものが多いのです。だから、臨床的有効性が少ないと感じれば、また思惑通りにいかない術後経過があるのであれば、むしろ技士には「自分の責任だ」と思ってもらう必要があります。それが技術のさらなる向上にも繋がるからです。

執刀医が体外循環に詳しくなければ、このような話はしません。よく知っているからこそ、自分の理想を達成できる技士にまで成長してもらいたいと思うのです。本物になるための条件は厳しいものです。

特に基本的手技の心室中隔欠損症の術後状態が悪い時は、体外循環技士にも看護師にも若手外科医にもしつこく指導します。心室中隔欠損症をよりうまく仕上げることが、他の手術の質の向上に波及効果があるからです。

しかし、より考慮しているのは、若手に十分に成長する可能性があるとしても、そこにはタイムリミットがあるということです。将来を左右するタイムリミットがもうすぐ来るというのであれば、余計に強く指導しなければなりません。「いつでもいい」では、若手は決して成長しません。

仕事の流儀 25

我慢すべき時と叱るべき時を見極める

若手の将来を見定めた指導法

若手に対して口を出したくても我慢して見守らなければならない時期もあります。大学を卒業したばかりの若手は実際に何もできません。その時期は頭で考えさせるだけでもいいし、その場にいさせるだけでもいいのです。

しかし、注意しなければいけないのは、そういう人に限ってピンポイントで失敗をするということです。やってはいけないところでやってはいけない失敗をする。だから、それだけはやらないように見守っています。

ただし、たとえそういう失敗をしたとしても、「こいつはダメだ」と簡単にレッテルを貼ってはいけません。私自身、今まで何度も注意を受けてきましたが、それを上司は優しく見守ってくれました。上司は若手が失敗するのを見ても我慢すること、これも上司の仕事です。

もちろん、教育するのと我慢するのは別です。教育する時には我慢する必要はありません。その時にしか教えられないことがあるからです。相手の心に響かないような時に大切なことを教えても何も意味がありません。

　私は手術中に何度も同じ失敗をする若手には「出ていけ！」と怒鳴りつけます。でも、そういわれて本当に手術室から出ていくようではダメです。執刀医が「出ていけ」と怒鳴るのは一つのルーティンみたいなものです。そして、怒鳴られても出ていかないというのも若手にとってはルーティンなのです。

　叱ることは教育ではないと思いますが、その時にいわなければ身に染みないと感じるものなら、我慢せずに叱ればいいと思います。ただ、叱ったあとは本人と直接話をしますし、技士や看護師にもフォローをお願いしています。仮にパワハラだと訴えられたら辞めざるを得ませんが、そのくらいの覚悟を持って接しないと人を育てることはできないと思っています。

　私の若手の見方は、「医者として適格かどうか？」と思うところから始まります。そう感じるのは医療従事者としては当然です。「あなた、何をしているの？」と首をかしげたくなるような失敗を繰り返す人に限って、「俺の医者人生はこれくらいで終わるわけがない」と妙に自信満々なのです。こういう若手の成長の将来を見定めて使命感を与えるというのは非常に苦労します。

ただし、もしかするとその中に天才が交じっているかもしれません。その天才が私の下に入って、指導が合わずにすぐに辞めて、別の病院に行ってとんでもない仕事をする可能性もゼロではありません。その人に「あそこの心臓外科はつまらなかった」と言われたら、私としては「見る目がなかった」と頭を下げるしかありません。

企業でも、この人はトップになれるのか、周りで働く補助的なレベルなのか、あまり役に立たないのかといった見極めはある程度はするのでしょうが、その通りになるかどうかは案外難しいような気もします。医者の場合、将来に繋げるためには自分で成績を残すしかありません。結果がすべてです。それとともに、人に認められるか、人に好かれるか、人たらしになれるかどうかというところが重要になります。そういう人だと最後の最後まで面倒を見ようかという気にもなります。

ただし、先に述べたように外科医の場合はどうしてもタイムリミットがありますから、いつまでも待てません。そのあたりを加味《かみ》して指導していかなくてはならないというのがなかなか難しいところです。

仕事の流儀 26

点と点を線でつなぐスキルを習得させる

手技の良し悪しがわかる能力を磨く

手術室で経験を積むうちに若手は種々の手技をスムーズに流せるようになります。また、重症患児の救命に自分の力が加わったと思うたびごとに手術の魅力を感じていきます。しかし、それはまだ単なる基本を習得しただけで、いわば一つの点をつくったにすぎません。

重要なことは、この獲得したそれぞれの点（手技）の間を線でつなぐ所作ができるかどうかです。例えば、手術中は外科医、麻酔医、体外循環技士、看護師の間の会話や、循環および呼吸に関するデータ、また血液検査のデータが耳に入ってきます。このことから、現時点での患児の状態とそれに対する治療の良否が総合的に判断できるかどうかといったことが問われます。

もっと簡単にいえば、麻酔をかけた経験がなくても何がよい麻酔であるかがわかる、体外循環の経験がなくても何が悪い体外循環であるかがわかる、手術の細かいことは知らないけれど何が良い手術かはわかっているというようにならなくてはいけません。

それぞれの立場から手術中のお互いの行動を評価または批判できるようになって、ようやく手術マニュアルに縛られる必要がなくなります。これは上司としてチームの手が鍛えられたと思う時、また今後も新たなチームとして発展していくなと感じる時です。これが本物のノンテクニカルスキル※というものです。

ノンテクニカルスキルの獲得は、時間短縮のための基本ともなります。単に焦って時間短縮ができたというのではなく、ノンテクニカルスキルを早めに獲得することで、自分の仕事に時間的余裕を感じて、それが時間短縮につながるという感覚を持つことが重要です。そこまで行けば、普通ではない事柄が発生しても十分に対応できるようになります。ひいては手術全体の質向上にもつながります。

※　ノンテクニカルスキル…非専門技術。専門的な知識や技術に対して、人間と人間の関係性を重視した認知的・社会的なスキルのことを指す。

仕事の流儀 27

マニュアルの限界を教える

現場では想定外のことが起こる

私が若手に対してやっている指導は、育成というより、ほったらかしといったほうがいいかもしれません。要は、自らが育つための時間を与えることを重視しているのです。ボーッとしていてもいいから手術室にいなさいといっているのはそういう理由です。手術室にいるのが仕事として当たり前という感覚を身につけることが目的なのです。勉強するという感覚ではなくて、いつもやっていることを、いつもの通りにやるという感覚を自然に身につけてもらいたいのです。それも勉強といえば勉強なのです。特別に頭を使う必要はありません。

最近は一般企業でも、「いわれていないからできません」とか「関わっていないからわかりません」という若手が増えていると聞きます。それはマニュアルがないとできないといっているわけでしょう。しかし、私が思うに、そういう人が増えるのはむしろマニュアルをつくって「これを守れ！」という教育をしているからではないでしょうか。

病院にも手術マニュアルがあります。それは、手術室独自に蓄積した伝承といえるものです。おそらく過去に何かがあったからマニュアルができたのでしょう。目に余る間違いや失敗が多ければ、まずはガチガチの完璧なマニュアルをつくるか、もしくは手術そのものを見直すことが当然必要になります。ただ、マニュアルをつくる際には、できれば臨床というものがよくわかっている人と一緒に作成することが必須でしょう。

マニュアルは誰かが決めた法律みたいなもので、その法律をどう解釈するかというのと、目の前で起こっていることにどう対処していくかというのとは全くの別の話です。そこを教えておかないと、「マニュアルに書いていないからできませんでした」ということになってしまうのだと思います。

しかし、外科医がそんなことをいったら、患者さんに対して失礼です。逆に「マニュアル通りにやりました。でも結局状況を悪化させました」というのも、少なくとも患児の親御さんへの言い訳にはなりません。マニュアルに書いていないことが起こった結果として患者さんが亡くなったということはありうるかもしれませんが、「マニュアル通りにやったけれど悪化して亡くなってしまった。でも、これはマニュアル通りにやったのだからいいでしょう」とは絶対にいえません。それは我々手術室が最も重視すべき臨機応変ができなかったということです。

手術室やＩＣＵでは、マニュアルにない出来事への的確な対応は、ベテランもしくは職人といわれる人の見えないところでの支えによって成り立っていることが多いと思います。それは経験上、みんなよくわかっていることです。それなのに、手術をマニュアルに沿って同じ方向に置き換えようとしていく近年の流れが私には不思議でしょうがありません。

本来、マニュアルはチーム各員を楽にさせるためのものでなくてはいけません。もちろん、楽と感じるためにはそれなりの資格が必要です。大したマニュアルでもないのにきついと感じるようなら、それはその人にチームに加わる資格ができていない証拠です。また、厳しい神経戦を繰り広げている臨床の現場で、マニュアルを持ち出すような無神経な人もどうかと思います。

大事なのは、マニュアルに書いていないからできなかったとか、やらなかったということではなくて、そんなことをいう人は周りが助けてくれないということです。信頼関係ができていれば、手術をしていて見落としがあったとしても、必ずベテランスタッフが手助けしてくれます。そして、見落とす可能性は誰にでもあるのです。

だから、マニュアル以前に、周りの人たちとのコミュニケーションを密にして、信頼され、あるいは可愛がられる自分になることが大切なのです。まず人として成長する努力をすることです。そこを履き違えないように、上司は若手には「マニュアルに書いていないことが起こることもあるけれど、そういう場合には書いていなくてもやらなきゃいけないんだ」ということを事前にしっかり伝えておかなければなりません。

もしも「マニュアルにないからできない」という言葉がまかり通るとすれば、それは「ここでは人間関係が破綻しています」といっているようなものでしょう。コミュニケーションが全く取れていないということですから。そうなる前に、いっておかなくてはダメです。第一章で、手術の前日や当日に上司が足を使って担当医に患者さんの状態について話を聞きに行くという話をしました。それは最新の情報を収集するという意味もありますが、日常的に担当医としっかりコミュニケーションを取れる関係をつくるということでもあります。それが大事なところです。

おそらくこれは一般の企業にも当てはまると思います。入社後の研修でマニュアルを教えるというのはあまりいいことのようには思えません。それよりも現場で教えることがたくさんあるはずです。

度胸、太っ腹、臨機応変、融通、余裕、運などといったものは、マニュアルにはなりません。また逆に、これらはマニュアルからは絶対に生まれません。しかし、現場においてはとても大切なものです。マニュアルには書かれていませんが、これらは手術を滞《とどこお》りなく進めるために欠かせないものだといっていいと思います。

仕事の流儀 28

決まり事をつくり過ぎない

マニュアル頼りは組織の成長も止める

マニュアルというのは便利なようでいて危険なものです。「マニュアルに書いてなかったからしなかった」というのは最悪ですが、「マニュアル通りにやったから、うまくいかなくてもいい」という考えにも大いに問題があります。そんな問題だらけのマニュアルを一所懸命つくる意味がどこにあるでしょうか。

どんなによいマニュアルでも、解釈や運用を間違えると患者に危険が生じます。マニュアルでスムーズに動く環境はよさげに見えるかもしれませんが、若手のためにはならないこともあります。物事を要約し過ぎると、せっかくの成長を止める可能性もあります。文章にすることは知識にはなるでしょうが、実際に体験したことにはなりません。

どうせなら、普通ではない出来事に注目して作成したマニュアルではなく、また結果を反省するマニュアルでもなく、滞《とどこお》りないスムーズな手術をするためにはどうするか、平和で安全な医療を目指すためにはどうするかといったことが書かれたマニュアルがあればいいのに、といつも思います。

もちろん、マニュアルがすべて悪いということではありませんが、できればわかりやすく簡単な決め事として共有するぐらいが理想かもしれません。あまりにも決まり事が多いと居心地が悪くなります。

もちろん、ベテランと職人の存在は暗黙の裏メニューとしてみんなで共有するべきです。さらにいえば、責任をすべてのスタッフに分散させないこと、責任はすべて上司に向かうようなマニュアルならばよいのではないでしょうか。若手が成長して、「もうこいつにはマニュアルは要らない」と思えるようになれば、上司にとってはそれが一番ハッピーなことです。

マニュアルは一度つくったら廃止することがなかなかできません。臨床は愉しくなければ、そして没頭できる環境でなければ、それは学問にはなりません。そのためには、臨床として当たり前のことはマニュアルには書かず、実地で教えたほうがいいのではないかと思います。本当に大事なことは、現場で実践を通して学ぶしかありません。

だから〝隠れベテラン〟がいる組織は強いのです。隠れベテランとは、何か問題が起こった時にしゃしゃり出てきて助けてくれるような人です。病院であれば経験豊富な看護師みたいな人がいて、ピンチの時に助けてくれます。そういう人がいなくなって縦割りの組織になってしまうと、組織自体も停滞する可能性があります。

仕事の流儀 29

使命感こそ成長の源泉

働き方改革時代の教育法

医療従事者にかかわらず、近年すべての職種において過重労働が大きな社会問題となっています。榊原記念病院では現在まで、患者の依頼は決して断らないという「榊原イズム」を実践してきました。

循環器医療では、病院の評判が上がれば上がるほど、あるいは一医師の人気が上がれば上がるほど、ある特定の個人およびチームに働き過ぎという傾向が強くなります。そのため、患者や親御さんはもちろん、紹介医師のすべての要望に応えるためには、同一レベルの治療ができる多くのスタッフを潤沢《じゅんたく》に揃えることが求められます。しかし、現状ではなかなか実現できないことも事実です。

一方、若手の教育、もしくはチーム医療の育成という観点において、現実的で生きた医療を早く身につけるためには多少の犠牲を払ってでも勉強しなければならないという意見も存在します。むしろ一昔前の外科医は、この傾向のみといっても過言ではありません。

　自分自身を振り返っても、若手の時期に上司から受けた教育や、叱責されて身に染みて覚えたことが、より多くの患者救命に役立ったことは間違いありません。また、一人でも多くの命を救うんだという意気込みでいたからこそ、今思えば大変愉しく有意義だったと感じることができるのかもしれません。

「時間通りに仕事してプライベートの時間が自由に取れることは本当に愉しいのだろうか？」と問われれば、私は「そんなことは絶対にない」と答えます。少なくとも、十分に考え工夫する時間と笑い合える時間が四六時中全力で働く中にあったからこそ、若かった当時には愉《たの》しい思い出があるのだと感じます。

　医療は一喜一憂するべきものではありません。しかし、一喜一憂すべき時期はやはりあると思います。あまり大きな声でいうべきことではないし、自分でも野暮だと思いますが、働き過ぎという言葉は現在まで医療の発展に貢献してきた先人たちに多少失礼なのではないかと感じます。働き方については、昔は当たり前であったのに今では否定されることが多いのですが、そんなに簡単に否定してしまっていいのだろうかと疑問に思います。時代にあった改革は必要なのかもしれませんが、どのような働き方がいいのかということを考える上では、単に労働時間だけで判断するのではなく、新たな視点と対策が必要なのではないでしょうか。

一方で、長時間休みなく働き続けることが本当に有効な教育方法なのかという意見も当然あると思います。それについてもしっかり検証されるべきだと思います。

医療がよくわかっている医師を中心に継続して治療を行うことは、患者にとっては極めて頼もしいことです。また、生きた治療がよくわかるまで若手はしっかり修業すべきであると一般の方々は考えるでしょう。

しかし、長時間働き、長時間勉強するところから医師としての強い本質や術が確実に獲得できるとか、精神力や根性が身につくとかいうことは多分ありえません。私自身もそういう考え方は嫌いです。精神力や根性を鍛えたいのならば、他に方法はたくさんあるはずです。

医療の評価は治療成績で決まります。また、緊急依頼は決して断らない。これも大前提です。しかし、現在の外科教育には、働き方を考える上で、無駄な仕事をさせない方法や（無駄なことはあまりないのですが）、時間の短縮ができる治療のポイントを前もって話すことがまだまだ不足していると感じています。

もちろん、そのためには成長を邪魔しない話し方が必要ですし、若手にとっては時間が経たないと現実として理解できないであろう部分も多くあります。今後はそのような観点での教育を考える必要があるように思います。そして、我々のようなベテランは、若手が多くの経験を決められた時間内に獲得できるように、より一層、時間短縮という教育に努めなければなりません。

ただ、少し厳しいことをいうならば、現在の若手外科医が昔の外科の世界に行ったら通用しないかもしれません。何が違うかというと、使命感です。外科医として最後に問われるのは、自分の使命に対してどれだけ本気なのか、使命を果たすために身を削る覚悟があるかどうかということだと思うのです。

それは我々が教えなければならないことでもあるのですが、受け取る本人が本気にならなければ、いくら教えても身につくものではないように思います。

「あなた、本当に医者になるつもり？」

「本当に手術をやりたいの？　それとも単なる外科医になりたいの？」

若い医者にはこの問いを繰り返し自らに発して、明確な答えを出してほしいと願っています。

第四章

最強のチームをつくる

卓越した技量を見せ合うのが真のチームワーク

単なる仲良し集団であってはならない

心臓手術はチーム医療といわれます。執刀医、助手、麻酔医、器械出し看護師、体外循環技士が寄り集まって、それぞれが獲得した卓越した技量を見せ合うことができるからチーム医療と呼ばれるのです。だから当然、それぞれの技量が臨床的有効性という結果に繋がらなければ、チーム医療とはいえません。

別に相手を気遣うことだけがチームワークをよくするわけではありません。技を見せ合うというのは、お互いに批判し合うことでもあります。「あの時にはあれをやっちゃダメだよね」という話が出ればこちらのものです。それは手術がわかっているという証拠だからです。大きなミスは誰でもわかるかもしれませんが、「ここをこうやればもっとよくなったはずだよね」という話をスタッフが始めたら、これはチームとして熟してきたと考えていいかもしれません。

もちろん、お互いに仲が良いというようなことも必要です。喧嘩するような関係にある人は手術に入るべきではありません。そういう良好なコミュニケーションができるようになる秘訣は、何度も述べてきたように、長く手術室にいることです。

お互いのスキルを批評できるようになると、いちいち会議室に集まって反省し合う必要はなくなります。だから、各人は突出した技量を獲得するように、また高いレベルでチームの一員となれるように努力する必要があります。その意味で、外科手術とはうまくないものをうまいとはいえないのです。追従《ついしょう》や忖度《そんたく》が通用しない世界です。

手術を円滑に行うには、手術をやり慣れた集団が必要です。欧米だと看護師も体外循環技士も、執刀医が雇ってチームをつくります。だから、自分の望む優秀な人を選ぶことができますが、日本の場合はそれができません。極端にいえば、新人の看護師や技士と仕事をするケースも出てきます。

結果を出すためには、手術の流れの良否に対して各メンバーが共感を得ることができるか、また、その反省から解決すべき共通の命題《めいだい》が生まれるかが重要となります。そのため若手は、技量の向上に加えて、この手術の流れを感じて早めにメンバーの一員として認められるように努力しなければなりません。大事なのは、執刀医と同じように感じて、同じように動けるスタッフになることです。

手術前には検討会という会議があって、「この患者さんはこう行きましょう」と進め方を決めます。しかし、それのみに沿って対処しようとすると、何か思ってもみない事態が起こった時に対応できません。だから、執刀医には臨機応変の能力が求められます。想定外の事態が起こっても、その場で決断して対処しなければいけません。

チームのメンバーもそれに対応する必要があります。対応できないスタッフには多少キツイ指導をすることも多々あります。しかし、子どもの命を預かっているのですから、そこは我慢してもらわなければなりません。手術室に入るスタッフはもともと高いモチベーションを持って入っていますから、なあなあの指導を行うのはかえって失礼だと思っています。

低侵襲を目指す手術のコツともいうべき時間短縮は、講義や教科書からではなく、手術室内での口伝《くでん》と叱咤《しった》から得るものです。だから、特に若手外科医は、非生産的だと感じてもなんとか時間をやりくりして手術室にいることが重要なのです。

厳しく指導していくうちに、一人二人と同じような感覚でやれる人間が増えてきます。安心できる人間が一人でも二人でも増えてくるにしたがって、よいチームができ上がってきます。

仕事の流儀 31

仕事の満足感をメンバー各自に与える

チームを熟成させる方法

低侵襲化《ていしんしゅうか》の実現には、執刀医の力量だけでなく、チームの総合力をいかに熟成させるかが課題になります。チームの総合力を高めるためには、うまい手術をやればいいのです。手術は人の手で行う術《すべ》ですので、うまい手術は直接的に患者さんの低侵襲化に繋がる最も重要な対策になります。

手術の熟成度は数字で測って評価できるものではありません。ただ、唯一数値化できるとすれば、それは「時間」ではないでしょうか。手術自体が侵襲である限り、時間短縮は低侵襲化を考える上で最も基本的かつ重要なことです。ですから、時間短縮が可能であるということは、それだけ手術チームが機能していることを意味します。

短時間で多くの手術を行うチームの一員となった新人は、その環境を当たり前として成長しますので、この当たり前であるという意識をいかに磨くかということは将来の新たな低侵襲化対策の発展にも必要なことです。

読者の皆さんの中には、そんなに焦ってやる手術はかえって危険で、逆に不都合が発生するのではないかと思われる方も多いかもしれません。確かに安全管理を極めて厳しく行う現代医療の観点からいうと、「現在の手術は既に安全なのだから時間をかけて丁寧にやるべきだ」「早くするよりチーム各員の力量に合わせるべきだ」というように、時間短縮に関してマイナス方向に議論が進むことが多々あります。

これが私には不思議でしょうがありません。手術に時間をかけることは決して悪いことではないのですが、大事なところでスピードが遅いというのは許されない場合もあります。第一章でお話ししたように、心臓外科手術は人間の手によって身体に非生理的な環境をつくって行います。それだけに低侵襲化対策として時間短縮が必要なのです。もちろん手術の質とその良否には多くの要因も関与しますが、その中で、ある一線を越えた長時間の手術は間違いなく質に影響します。術前状態の悪い子どもでは特にそうでしょう。小児心臓外科では時間短縮のみが低侵襲化対策であるといっても過言ではありません。

また、手術を依頼された場合、それを断ることは、患児にとっても、紹介医師に対しても大変失礼なことです。さらに患児には、最も適切な時期に延期させることなく手術を行わなければなりません。そういう手術計画という観点からも時間短縮が必要になります。時間短縮に反対する声に対して執刀医が出せる答えは一つだけしかありません。それは「時間短縮をやれば術後状態がよくなり、回復が早い」ということを具体的に示すことです。何よりも時間短縮は患児にとって直接的な低侵襲化対策になっていることを納得させる必要があります。

加えて、手術が早く終わり、術後の状態が安定していれば、チームメンバーはより多くのプライベート時間が確保できます。このことも手術チームが良好に機能しているかどうかを示す基準になります。

時間短縮によってより多くの手術が可能になりますし、同時にチーム各員に余裕を感じさせることができます。また成績も向上して、仕事の満足感を与えることもできるのです。チームをこのような環境に導くことは執刀医としての最低資格条件です。その結果として、手術室に若手が多く集まり、十分かつ自由な研修ができる場所へと変化していくのです。

このように時間短縮は子どもだけでなくチームメンバーのコンディション上も低侵襲化に繋がります。時間短縮＝低侵襲の二乗という方程式に間違いは絶対にありません。

手術時間の短縮は外科医だったら誰でも欲しがるものです。そう考えると、「手術は早くやってください」という発言は、むしろ安全管理もしくは手術チームの若手のほうから出るべきです。執刀医が時間にこだわらないのであれば、チーム医療として

の進歩はなくなるのではないでしょうか。「ぐずぐずするな、早くやれ」——手術ではこれに勝る教育はありません。

もちろん、大事なのは焦らせて手術を行うことではなく、低侵襲化対策を徹底することです。状態が安定して流れているからこそ、その結果として時間短縮が得られているという意識はチームとして共有すべきです。そして、この意識は若いうちにしか得られないことなのです。

一般的に、チームができ上がって、ある程度の仕事をこなしていると、チームをいかに熟成させるかをみんなが考えるようになります。「今日の手術はよかったね」「自分自身にとってラッキーだった。勉強できた」「新たな発見があった」というようなことを体験すると、それぞれがまたレベルアップしていきます。

そして、「あなたのチームの手術は凄いね」と周りから褒められると、みんな大喜びして、さらにチームのために頑張ろうという気持ちになります。チームの熟成というのはそういうところから始まります。だから熟成は、コミュニケーションとか人間関係とかを超えたところで話をしないと全く意味がない言葉だと私は思っています。

仕事の流儀 32

多様な能力と経験を生かし合う

ビートルズの演奏に倣え

心臓手術は、心臓を止めることに象徴されるように、身体にとって非常に悪いことをして行います。うまくいかないと最終的な結果として心臓が動かないという非常に厳しい手術です。外科医一人だけの力ではなく、メンバー各員のちょっとした行動が結果に影響します。それらが因果関係に絡《から》んでくるからこそ、心臓外科はチーム医療なのです。ワンマンでは成り立たないのが心臓外科の手術です。

そんな難しい手術を成功に導くには、すべての侵襲を少なくさせていくチームが絶対に必要です。そのためには手術に関して心配しなくていいスタッフが集まらなければいけません。また大事なのは、誰かがいない時には別の誰かが助けてくれる環境を整えることです。そのために、外科医は常日頃から周りの人たちに声をかけて積極的に話をするなどして良好な人間関係をつくることを心がけています。そのようにして、意思の疎通《そつう》の取れた信頼できるメンバーを自分の周りに集めれば、どんなに難しい手術でも緊張や不安なく臨むことができます。

榊原記念病院はそれが非常にうまく回転しています。だから、手術が終わったあとの患者さんの回復が非常に早く、それが成績にも繋がっています。

ある時、講演で「どういうチームをつくりたいですか」と質問をされました。私はそれに答えて「四、五十歳になるまでお見合いに失敗し続けた酸いも甘いも噛み分けた連中が集まるようなチームをつくりたい」と答えたところ、偶然にも目の前に座っていた看護師さんたちの多くが結婚していなくて大顰蹙《ひんしゅく》を買いました。しかし、これはあくまでもたとえです。私がいいたいのは、いろんな経験をして、いろんなことを知っている人たちが集まると面白いチームができるのではないかということです。心臓外科手術にチーム医療が必要とされる最たる理由は、そういった多様な経験が求められるからです。

ビートルズの日本公演の映像を見ていたら、こんな場面がありました。四人が入ってきて並ぶと、ワン・ツー・スリーとカウントをとらずに、いきなり演奏が始まったのです。見ていてびっくりしました。リンゴ・スターはドラムを叩くだけの人なのかなと思っていたけれどそうではないし、ジョージ・ハリスンが何を考えてギターを弾いているのかわからないけれど、後々お互い喧嘩別れするぐらいまでいろいろ考えてやっていたのでしょう。チーム医療というのも、そんな印象があります。

心臓手術において看護師や技士が行うことはそれほど難しいことではありません。注意しなければならないのは、流れがきちんと合っているかどうかということと、循環状態とか心臓の状況への対処が適切かどうかという判断だけです。そのあたりは、船頭の立場の執刀医がうまく舵取りしてあげればいいわけです。

私はよく「手術というのは全体の流れが非常に重要で、部分的に見るものではない」といっています。流れがよくないと時間短縮は絶対にうまくいきません。遠泳大会の中でうまく息継ぎするような感じでしょうか。波の変化に乗ったスムーズ感が必要です。その流れに、チームの全員が同じように身を任せるというのはなかなか難しいのですが、それができなければスピードがどんどん遅くなってしまいます。

チームとして集まったスタッフにとっては、目の前にあることだけが現実です。それが一番重要なことだと各人が思わなければいけません。

手術の時に手を出すのは、執刀医、麻酔医、看護師、体外循環技士の四人ですが、極端にいえば、ビートルズのようにお互いに天才っぽい仕事ができるようになればいいなと思っています。

仕事の流儀 33

阿吽の呼吸で仕事をする

いわなくて済むことをいわないで済む関係づくり

「手術の良好な流れをつくるために最も重要なことは何でしょうか？」と、若手外科医だけでなく、看護師や体外循環技士からもよく質問をいただきます。

はっきりいって答えようがありません。わがままな執刀医に付き合って一つひとつの手技を完成させていくのが手術です。その流れに乗れないのであれば、それは乗れない人が悪いということになります。

また、「この執刀医だとうまくいくのだけれど別の執刀医だとできない」というような話もよく耳にしますが、人によってうまくいったりいかなかったりというのでは、手術に入る資格がありません。それは何か足りない部分がある証拠です。何が足りないのかを自分で考えなくてはいけません。そして不足しているものが何かわかったら、それを改善するように努力しなければなりません。

よくこんな話をします。〝手術の流れ〟には、「オカズに合わせてご飯を食べていたら、ご飯が残ってしまった」というような流れもあれば、「腹が極端に減っていて、まずご飯を食べていたらオカズが残ってしまった。それを最後に食べていたらなぜか得した気分になった」というような流れもあります。どちらもあまり行儀《ぎょうぎ》が良いものとはいえませんが、手術の流れの決め方はそんなふうに状況に応じて変わっていくものかもしれません。少なくとも、最初から最後まで高い熱量を持続させながら手術全体を流していくということはまずありません。

しかし一方で、ゴールが近いのに、その前で心が緩《ゆる》んでスピードを落とすことが許されないケースもあります。要は臨機応変という意味で、若手は〝手術的に行儀の良い流れ〟を覚えることが肝要です。重いものと軽いものを一緒にしないように慣れる必要があります。

ただ、この手術の流れの獲得においてベテランと若手の最も大きな違いは、情報量と知識量の差であることを忘れてはいけません。その差を少しでも早く埋めるために、何度も繰り返しますが、若手は手術室（現場）にいなくてはいけないのです。

心臓外科チームには、特有の用語や話し方があります。若手にとってそれらをマスターすることは最低条件ですが、お互いが望む意味を感じて手術を進めることがやはり大事です。

例えば手術中、執刀医は体外循環技士に対して「大丈夫か?」と尋ねます。この大丈夫という言葉には、多くの意味が含まれています。少し専門的になりますが、体外循環技士は、主に送脱血流量や動脈圧、回路内圧、血液ガスデータ、水分平衡に厳密な注意を払います。これらの管理は当然うまくいっていなければなりません。それを前提として「大丈夫か?」と質問するのですが、ここで執刀医が最も聞きたいのは「尿量がどうか」ということです。十分な尿量が得られるということが、すべてが整っているという最終的な証拠になるからです。

執刀医から「大丈夫か?」と聞かれると、多くの場合、技士はデータのみをチェックして「大丈夫です」と返事をします。しかし実際には尿量が少ないことがあり、「全く大丈夫じゃないじゃん」とさらにつっこみ返すことが多いのです。

榊原記念病院の手術室は実に静かだといわれます。これについて「高橋のチームは阿吽《あうん》の呼吸ができ上がっている」という人がいました。それでしばらく小児心臓医療者の間では、「阿吽の呼吸をつくりましょう」というセリフが流行《はや》りました。しかし、実際は阿吽の呼吸といっても大仰なことではなくて、「いわなくて済むことをいわないで済む」もしくは「余計な説明はしなくても意味が通じる」という程度のことなのです。この程度の基本的な阿吽の呼吸がないと、手術室は無意味に騒々《そうぞう》しくなります。

仕事の流儀 34

成長スピードだけで若手を判断しない

やる気をいかに継続させるか

ここ数年、小児心臓外科をやりたいという若手が増加しているように思えます。彼らとしばらく付き合うとよくわかるのですが、何がなんでものし上がるという気持ちを感じます。少なくとも、給与とか働き方だとか、何例手術ができるかだとか、数字で表現される条件にはあまり反応しません。修業に対してけち臭い考えはなさそうです。しかも、彼らは夜のＩＣＵでの術後治療のマネジメントがうまく、やるべき仕事をいつの間にか片付けている。要は看護師や検査技師に好かれる術を持っています。

もちろん、医師や看護師不足の現状においては、人材確保のための働き方改革や待遇改善などを十分に考える必要があります。しかし、こういったやる気のある若手を見ると、大きな声で「こっちの水は甘いぞ！」などと宣伝することや、こちらの決め事の中で休んだり働いたりさせることは失礼なのではないかと多少恥ずかしくなります。これは私が若い頃とはエライ違いです。

一方、彼らを迎える側には相当な覚悟が必要です。彼らのやる気をいかに継続させるかを考えなければいけません。二十数年程前に、「榊原の心臓外科をどうしたいか？」という質問をされて、私は、「新人がたくさん集まるメッカにしたい。そのために必要なことをやる」と申し上げたことがありました。

具体的に挙げると、まず居心地がいいということ。つまり多くの手術に入れて知識欲が満足できること、次に将来目指す外科医像に近づける環境であること、また雑用をなるべく少なくしてあげること、そして医療の常識と世間の常識の差をよく考えて若手を育てるための病院としての精神をしっかり持つこと、それに加えて、とにかく面白いことです。

そういうと一笑に付されたことをよく覚えていますが、今でも成長なく同じことを考えています。若手に対しては、このチームに入れば「なんか違うぞ、なんか興味が湧く、俺もやりたい」と感動させて、少しだけでも「こ洒落《じゃれ》てるな」という印象を与えることが肝要です。それができれば、必ず小児心臓外科の追っかけファンになってくれると思います。

さて、優秀な彼らではありますが、一つだけ問題だと思うのは、自分と他人を早めに比較するようになることです。この問題はある時期がくると必ず出てきます。勝ち負けや優劣を感じて、その時に心臓外科を辞めるという考えを持ったり、もっと納得できる病院へ移りたいと考えるようになるのです。もっと有効にキャリアを積みたいという言葉も聞かれるようになります。

この病院で学ぶことはもうないといわれれば悲しいけれど納得できますし、これも縁かと思えばさらに納得できますが、若手が望むような理想的な病院が他にあるわけはないし、どうもキャリアを積むことを安易に考えているような気もします。修業場所を選ぶのではなく、入った場所でどう修業するかのほうが大事だと思うのですが……。

何度もいうように若手の育つスピードは個々人で異なります。だから、残念ながら差がつくのは仕方ありません。しかし、若手の育成を考える時には少なくとも成長するスピードだけで評価しない、レッテルを貼らないことは大事だと思います。また、すべての研修医を同一に研修させるカリキュラムも彼らには迷惑かもしれません。

とはいえ、すべての研修医が自分の目指すポジションに立つのは、どう考えても無理です。この悩む時期をどう過ごすか、またはどう過ごさせるか、多少なりとも袖すり合った縁ですので、指導する側にとっても本当に悩むところです。

外科医が年を喰ってくると若手教育に目覚めるようで、才能ある、やる気のある若手を教えたいと思うのですが、逆に若手も優秀な外科医に教えを請いたいと思うのです。安全管理ばかり教えて大事な手術教育を忘れていたということがないよう、こちら側にももう少し覚悟が必要でしょう。

仕事の流儀 35

現場の知性を目覚めさせる

自分にできることは何かを各自が考える

手術室の看護師の中には、「手術室では看護を行っている実感がない」とか「手術看護とは一体何だろう?」などと悩み始める人がいます。看護師は患者さんと話をして、そこからどう看護しようかと考えるのが普通だそうです。しかし、手術室では患者さんは麻酔がかかって寝ていますから、どう看護すればいいのかがわからないというわけです。

この気持ちは、優秀な看護師であればあるほど、また手術の術式に関する知識や器械出し手技の技術が向上すればするほど強くなる傾向があります。他の病棟の看護師と異なり、患者さんとの直接的な会話の中から看護の具体的方法や方向性を見出す機会が少ないことが一つの要因と考えられます。手術室では看護を行っているという実感が乏しいと感じるのかもしれません。

ある看護師からそうした悩みを打ち明けられた私は、「患者さんが寝ている間も患者さんのことを考えて話しかけて、その気持ちを察すればいいのではないか」と助言しました。そうしたら「でも、患者さんが寝ている間に何ができるでしょうか？」というので、「こういうふうにしてあげるというのではなくて、あなたが感じることをしてさしあげればいいんじゃないかな。それが手術室の知性というものだよ」と答えました。

ウィキペディアには、「看護とは、個人や家族、地域社会が最大限の健康を取り戻し、できる限り質の高い生活ができることを目的とした支援活動である」と書いてあります。外科医が看護について何かを語るのは不適切かもしれませんが、外科医的にあえていうとすれば、切ったはったの世界の手術室の中にも患者さんが希望するなんらかの看護は必ず存在すると思います。正確な手技を行うことは循環動態をブレさせないために手術チームが行う治療の統合と共有されるものであり、看護師として患者さんの気持ちを考えて実践することこそが手術室の最も基本的な看護そのものと考えるからです。

いまだに助けきれない子どもたちがいる現状において、決して諦めずに解決する気持ちを持ちながら、手術室にいる麻酔下の意識のない子どもに接して話しかけること、そして気持ちを察すること、手術室の知性とはそういうものであり、それが手術室の看護といえます。どの部門であろうと患者さんをもてなすという思いは同じですし、すべてに看護はあるはずです。

仕事の流儀 36

失敗は責めない、引きずらせない

反省はするが、後悔はしない

心臓手術はチームで行うものであり、命に関わることでもあるので、術後には当然反省をします。しかし、チームのメンバーがみんなで集まって反省会を開くというのは、私は好きではありません。というのも、もしうまくやれなかった人がいれば非常にセンシティブになっていますから、私の立場で何かをいうのはよくないと考えるからです。

それゆえ手術中に誰かがミスをして患者さんに問題が起こった場合は、手術のあとでミスをした人の同僚か中堅どころの人に「うまく話しておいてくれ」とケアを頼みます。私が何かいうまでもなく、本人は反省しているわけですから、それ以上にいう必要はないと思います。私も自分自身に問題があれば、相当しつこく反省しているつもりです。ただし、こうするべきだったというような後悔はしません。

心臓手術の場合、うまくいかなかった原因はほとんど特定できます。手術の手順も決まっています。そういう決め事がある中でチームの誰かが失敗したからと責めることはしたくありません。だから、反省すべきことはお互いに反省するけれど、みんなで集まって話し合うというようなことはありません。

さらにいえば、退院できるまでは治療は終わっていません。だから、手術後は「こういうことがあったから、こんなふうにしなさい」と指示を出します。みんなで一緒に治療をしていくわけですから、反省するよりも治すことを一所懸命やることが何よりも大事だと思っています。反省を大事にしないわけではないのですが、うまくいかなかったことに対して「もう少しこうしなさい」という言い方は決してしません。失敗をいつまでも引きずらせてはいけないのです。

特に修業中の若手には責任がありません。責任は私が取ればいいのです。だから、起こってもいないことにビクビクする必要はないし、起こったらそこで考えればいい。そういうふうに考えておかないと、今の若者は潰れてしまいます。

仕事の流儀 37

流れを邪魔させないように舵取りをする

若手を育てるマネジメント

手術のスケジュールは外科部長が作成しますが、実際の緊急手術への対応やＩＣＵのベッド調整などをする際は、中堅外科医が各部署各員の状況をよく理解しておかなくてはいけません。特に夏休みのような極めて忙しい時期は、手術のスケジュールや手術全体のマネジメントを、スタッフ全員の気持ちを察しながら考えることが重要になります。手術や管理に時間がかかることはチーム各員にとって大きなストレスになるからです。中堅外科医は、うまく調整すれば間違いなくモテ期となるこの大事な瞬間を逃してはいけません。経験的にいえば、部長を多少無視しながらチーム各員に対して中堅外科医が積極的に動けば、手術室以外でも本物のノンテクニカルスキルが身につきます。その結果、ゆるゆると時間短縮ができるようになり、モテるのです。

一方、手術室の中でのマネジメントに関して私が考えることは、手術を余計に難しく考えないということです。手術の流れを邪魔しないように、あるいは邪魔させないように舵取りをするのが執刀医としての私の役割です。そういう舵取りをし始めると、こういうことが起こりそうだと思えば修正してあげることができます。結果的に、みんな臨機応変にやっているか、ちゃんと的を射たことをやっているかを確かめるのが執刀医の仕事で、それが全体のマネジメントということになります。

マネジメントで一番大事なのは、初めての手術を初めての外科医に担当させるケースです。若手は緊張してガチガチになっています。手順はよくわかっていても、最初から上司と同じようにスムーズに進めるのは無理な話です。しかし、一旦《いったん》執刀医になったら緊張してはいけません。たとえ緊張していても、患児やその親御さんには手慣れているような演技をしなければいけません。もっとも、突然演技をしろといっても難しいので、事前に心の準備だけはしておくように伝えています。心の準備の程度は若手それぞれで異なりますが、そこからすべてのスタートになることはどの若手も全く同じです。それが初めての手術というものです。

今、緊張してはいけないといいましたが、緊張を体験するのはかえってよいのかもしれないと思うこともあります。というのは、一度手術を体験すると妙な自信がついて、こういうふうになっていくんだとわかった気になるのです。そういう体験を積むと、やがて「緊張するだけ損だ」と思うようになって緊張感がなくなっていきます。

しかし、その一方で、前にした手術のよい結果を身体が覚えていて無意識のうちに雑な手術となっていることがあります。

そんな雑な手術をするくらいなら、いつも初めてのようにガチガチに緊張しているほうがましかもしれません。「よいイメージを忘れずに」とはよくいわれることですが、よい結果だけを覚えていると緊急事態に対処できないことがあるのです。「初心忘るべからず」という金言は、外科医にも通用するように思います。

もともと外科医というのは虐げられた存在で、外科医を目指そうという若手にも多少偏屈なところがあります。そういう若手に外科医を続けさせるには、少し褒めてあげるといいのです。外科医の中には自分のテリトリーというか、殻にこもったような感じになる人たちもたくさんいます。ただ、それぐらいのことは大目に見て、少しずつ修正してあげればいいのです。手術を見てあげて話をしてあげることが、外科医を育てるマネジメントに繋がります。これはチームを育てるのも同じです。

だから、手術室のマネジメントというのは、一般にいわれるような、いかに流れをよくするか、いかに効率をよくするかという話だけではなくて、いかに良好な人間関係をつくるかが大事なのです。チーム内に良好な人間関係が構築できれば、いちいちマネジメントなんて考える必要はなくなります。

仕事の流儀 38

上司が率先して愉しい雰囲気をつくる

同じ目標に向かい、同じように走る

それなりにブレないものを持っている人たちが集まっていると、チームがギクシャクするようなことはありません。むしろ、それを壊すのが安全管理とか労働基準法ではないかと思うことがあります。これらは恋人同士を無理矢理引き離すようなことをしているように感じられます。本人はもっと仕事をしたいのに「早く帰れ」というのは、まさにそういうことでしょう。

チームを前進させるために大切なのは、まずは上司が率先して愉しい雰囲気をつくることです。それが良好なコミュニケーションを生みます。手術中にコミュニケーションがないとか愉しくないというのは、どこかに問題があるということです。それは修正しなくてはいけません。

本当のコミュニケーションとは、仲が良いとか話をよくするというだけではなくて、一つの目標に向かって同じように走る感性や能力を全員が持つことです。一番つまらないのは走れない上司がいることで、これは迷惑です。

逆に、上司が走り過ぎてもよくないことがあります。「足並みを揃えて、みんな一緒の方向にやっていこうぜ」と上司が先頭に立って口にするようなコミュニケーションだと、正直なところ、スタッフにとってはやりにくいのではないかと思います。

いずれにしても、コミュニケーションが取れていないとだんだん間違いが多くなります。それは上司が直していかないといけないのですが、逆に、間違いがなくなるような完璧なコミュニケーションを求めようとすると、それはそれで1か0かのどちらかになってしまい、息苦しさを感じてしまいます。これもあまりよくありません。そう考えると、多少は間違いがあっても、その都度《つど》指摘し合って改善していくというコミュニケーションが一番よいかもしれません。

チームのコミュニケーションが本当によくなるには、お互いに達成感がないといけません。だから、上司は達成感を一所懸命つくってあげることです。特に他の病院から「この病院はなんとなくしゃれてていいね」などと褒められるとみんな喜んで、もっと上を目指そうという気持ちになります。

ただし、最後はやはり上司の力が問われます。上司は自ら担当者のところに足を運ばなくてはいけないという話をしましたが、人間関係の確立も全く同じです。まず上司が率先《そっせん》することが何よりも大事です。

また、コミュニケーションをほとんど取ろうとしない若手に対して上司は教育的に叱ることも必要ですが、それがパワハラになる可能性もあるということも前提としなければいけません。

ただし、人間関係というのは合わないものはどうしても合いません。そういう場合は、先にもいったように、前世の因縁《いんねん》と考えて諦めたほうがいいでしょう。

本物の人間関係は、お互い尊敬し合う関係にならないと築けません。そういう関係になれば、いうべきことはいうし、それでしこりが残るというようなこともありません。なあなあで済ませているようなことがあるとすれば、本物の人間関係ができているとはいえません。

そういう本物の関係を構築するために、前もっていろんな話をすることが大事なのです。また、ブレないことの大切さをしっかり伝えることも忘れてはいけません。そういうことをしながら一緒に働いているうちに、最終的にしっかりした人間関係ができて、リタイアしたあとも一緒に飲んでいるという関係になるのでしょう。私の場合はまさにそういう具合で、辞めていった人たちとは今でも仲良くしています。大変幸せな人間だなと自分でも思います。

仕事の流儀 39

「チームワーク」の中身を吟味する

すべては上司の働き方次第

手術中に限定しますが、私が嫌いな言葉が三つあります。それは「コミュニケーション」「チームワーク」「情報の共有」の三つです。今、コミュニケーションの話をしてきたのに、と思われるかもしれません。もちろん、これらが大切なことはわかっていますが、今は定義がはっきりしておらず、ごちゃ混ぜで使われることが多いように感じるのです。文章でないとコミュニケーションが取れない、会議と称して皆を集めなければチームワークや情報の共有ができないという人が多過ぎます。

コミュニケーションやチームワークという言葉を使う場合には、そのレベルをどこに設定しているのかを考えなくてはいけません。例えば、大リーグ野球でのチームワークの意味と、高校野球でのチームワークの意味は全然違うはずです。もちろん、臨床の場では子どもの生命にかかわることですので、どの程度のチームワークであっても重要であることは間違いありませんが、その中身はよく吟味《ぎんみ》する必要があります。

例えば、チームワークについて上司から注意を受けた内容が、単にスタッフ間の仲が悪いことが原因で、しかも解決が困難と思われるのであれば、そこには前世の因縁があるかもしれません。他人がどうこうすることは不可能です。こういう関係の人は子どもにとっては迷惑ですので、どちらも手術に入る資格はありません。

チームワークは個々人の技術の向上がある、もしくは競争原理があるという前提で使用すべき言葉だと私は考えます。手術は皆でつくり上げていくというより、先にもいったように、各メンバーがつくり上げてきたそれぞれの役割を、執刀医を中心に見せ合うようなものです。特に難易度の高い手術の際には、各メンバーそれぞれの技量がすでに突出しているというようなチームワークが必要です。最終的には、執刀医と体外循環技士、そして器械出し看護師の戦いです。

ただ、あまりにも高いレベルのチームワークにこだわり過ぎると、中には極めて心の優しい、立場の弱い仲間もいるので、多少傷付けてしまう可能性もあります。そこは日本的な他人を思いやるような接し方も必要でしょう。

一方、情報の共有に関しては多少の解決策があります。最近の情報はメールで来ることがほとんどです。紙に書いて机の上に放置している場合もあります。大した情報ではないからそのような手段を使うのでしょうが、チェックする時間がない場合にはその日のうちに読むことができません。したがって、たとえそのような形で情報が回ってきてチームで共有したとしても、上司は必ず自分の足を使って現場に行き、言葉で再度伝えて確認することが必要です。情報は不確定要素が多く、すぐに昇華《しょうか》するものだからです。情報の共有に関しては、それだけでほとんど解決すると思います。

もしコミュニケーション、チームワーク、情報の共有をよくしたいというのであれば、それはすべて上司の動き方次第です。でも、それほど気を張る必要もありません。

仲の良い人間ばかりが集まるなんて奇跡のようなものだと気楽に考えておけばいいでしょう。その一方で、上司は、どんなに苦労しているとしても嘘でもいいから部下には愉しそうに働いている演技をすることも大切です。そしてなるべく現場に長くいるようにすれば、そのうち雰囲気はよくなります。

コミュニケーションがいい、チームワークがいいという環境は、積極的に相手を満足させても生まれません。逆に相手を不愉快にさせないだけという消極的な行動も必要だと考えます。なぜなら、医師、看護師、技士も、親御さんを含めて、まだまだ人間としてでき上がっているわけではないのですから。消極的な行動であっても、人と戦ったり、怒ったりせず、物事がうまくいくように配慮するのも大事なことです。

ただ、手術室での本来のコミュニケーション、チームワークとは、予想外に発生する出来事に対し、チームとして十分かつ有効な対応ができること、このことは決して忘れてはいけません。

仕事の流儀 40

ベテランは身をもって見せて語れ

伝えるべきは手段と心意気

病院であれ企業であれ、「この組織はいいね」と、すべての人がいうところはないでしょう。ストレスがなく、給料だけ高いというところも絶対にないでしょう。しかし、どういう場所にいても、大切なのは、「この職業についた以上、自分の仕事を全うしなければいけない」という使命感、ブレなさを持っていることです。そういう使命感をチームで共有できれば、どんな人がそこに入ってきても、いつかは成長すると思えますし、実際に成長していきます。

ただし、その成長する早さをつくり出すことができるかどうかは、絶えず大きな課題になります。それを可能にするためには、チームの中に運の良い人がいなければいけないと私は思います。特に上司が良い運を持っていなくてはなりません。

同時に、チームのトップである執刀医は新しく入ってきた人の性格をよく知っておく必要があります。特にどういう時に外科医が潰れる可能性があるのかということもよく知っておかなくてはいけません。

　ここにいれば面白い仕事ができると思えるような環境づくりをすることも大事です。そして最も大事なことは、だんだん背負うものが増えてきて背中が重くなってきた時に、逆に軽くなるという感覚があるといいように思うのです。それについて、私はこういう経験をしました。

　二〇〇三年の秋でしたか、榊原記念病院が東京都下の府中《ふちゅう》市に移転する前、ある宴席で故高尾篤良《あつよし》教授から声をかけられたことがあります。

「高橋君、今あなただけで年間どのくらいの手術をしてるの？」

　そう聞かれましたので、

「三百を超えたところです」とお答えしますと、

「ふーん、あ、そう、じゃあ五百例やったら……」といわれました。

　当時は外科医四人だけのチームであり、また最も多く小児心臓手術を行っていた大学病院でも五百例弱という状況でしたから、一体何を仰っているのかと疑問に思った記憶があります。

　しかし、移転後四年目には五百例（使用する手術室は一つのみ）を大きく超えてしまいました。「ふーん、五百例か」という感じです。自慢ではありませんが、そういう経験をしてしまうと、多忙なのですが、なぜか手術に対する切迫感というか、いつも追われている感覚はなくなります。非常に楽に手術ができるようになるのです。

また、これは不思議なんですが、より困難な手術をたくさん行うようになると、今まで背負ってきたやさしい手術がなくなるという錯覚を覚える分だけ、少し背中が軽くなる感じが出てきた記憶があります。スタッフも皆、妙なプライドを持ってニコニコして仕事ができるようになりました。

もちろん五百例の手術は一人ではできません。当然手術の時間短縮は必須ですが、最もこだわったことは、手術をうまく回転させるための手術中の管理、そしてICUのベッドコントロールをよくするための術後早期回復に向けた管理方法の改善です。一手術室五百例は、手術室だけでなく、ICU、一般病棟のすべての流れがよかったからこそ達成できたと考えています。もちろん、スタッフの「やればできるじゃん」という意識の変化は最も大きな要因でした。

私は後継者にもそのような感覚を是非味わってもらいたいといつも思っています。しかし、働き方改革の現在において、一人の外科医に五百例の手術をさせるための環境をつくろうとすると即指導が入るでしょう。また、やらせるように教育しようとしても即指導だと思います。現在の働き方では、当時の数倍の人材がまず必要となります。上司を越える歴史をつくってほしいと願っても、なかなか困難な現実があります。

しかしながら、身に染みついた一手術室で五百例やれるという実際のノウハウだけは伝えることができるのではないかと考えています。自分の若い時はこうだったなんていうのはもちろん野暮《やぼ》ですが、五百例はダメでも五百例やるように働ける手段と、やれるという心だけは伝え残そうと思います。そういう話を聞くだけでも、今よりも心に余裕ができ、自分自身の経験とそこから生まれる概念的発想を持った外科医が育っていくかもしれません。

そのために年寄りは身をもって見せて話すことです。それがまだ手が動くロートル外科医にできる最後の仕事なのでしょう。手術的に大変幸せな時代を生きてきた外科医の務めでもあります。

仕事の流儀 41

可能性にブレーキをかけない

レッテル貼りは厳禁

外科医は資格取りしてステップアップするごとに、運が良いとか悪いとか感じることが増えていきます。それは主に出世を考えてのことです。例えば、外科のトップと自分の間に何人の先輩がいるとか、他の病院や海外でのポジションに空きがあるとか。しかも、上に行けば行くほどさらに優秀な連中と競争することになります。

資格取り中の外科医は今から本物の外科医になる可能性があるわけですから、上司は〝ブレーキをかけない〟〝手術を他のものに置き換えて話をしない〟〝出しゃばった指導から運命を変えるような邪魔をしない〟ことが大事です。恩着せがましいことはせず、大人っぽい話ができる環境を提供すること、外科医らしい身体になるまで待つことが肝要で、少なくともすぐにレッテルを貼るような上司はもちろん勘弁です。

不謹慎な言い方ですが、最終資格取り、つまり部長になろうとしている時に、私には手術が本当に愉しかったという思い出がたくさんあります。もちろん嫌なことや邪魔されることもありましたが、ほとんどは間違いなく愉《たの》しいことでした。だから、出世や待遇のアップを聞かされた時はなんだか申し訳ないと思ったのも事実です。

プレッシャーは仕事が愉しくてしょうがないからなくなるものかもしれません。また、外科医は手術成績やその実績が認められて上に上がるのではなく、上に上がるから手術をうまくこなせるようになるような気もします。認めてもらいたいと思っている人から認めてもらうことは本当に嬉しいことですし、また、小児科医に信頼されて患児を紹介される外科医には真の戦いができるという幸福があります。

そして、本来ならばおそらく出会わなかったであろうメンバーが偶然にも集まって、どう面白くしてやろうかなどと話していること自体が奇跡です。そういうメンバーと巡り合えたことは、私にとって運を感じる大きな喜びになりました。それは外科医だけが味わえる最上の幸福感といっていいように思います。

以上、小児心臓手術七千例の経験から、外科医および手術チームの育成について述べさせていただきました。人を育てる術およびその考え方は人それぞれ、職種それぞれであり、多くの異なった意見があろうかと思います。また、これらは、時代が進むにつれ、時代に合わせて大きく変化せざるを得ないものであるでしょう。結果として変化したものは、その時代に望まれた新しき命題であるとも定義できるのかもしれません。

しかし、現在でも、子どもの命を扱う小児心臓外科学には、先人たちの遺産ともいえる、本来ならば決して変わってはいけないものが必ずあると考えます。もし変わってはいけないと感じることができるのであれば、そしてこの新しい時代でも受け継がれているのであれば、それはすなわち良いものなのかもしれません。もしかしたら、その古いものから誰かがまた新しい発見をしてくれるかもしれない。今まで受け継がれてきた医療や精神の良さを大事にしない限り、新たな発展はないような気がしています。

何度も申しますが、手術は、手の術《すべ》と書きます。人の手で行うものです。使命感の重要性はもちろんですが、医療というサービスの根本を忘れてはいけません。規則規則、改革改革と、知らないうちに盲目的に変えられて、毎回びっくりすることはもうまっぴら御免です。

改革すべきこと、残すべきこと、それらをどう考えてどう大事に改善しながら後世へと繋げることができるのか、もう少し熟考しようと考えています。

第五章

これからの時代に求められる人間学

仕事の流儀 42

患者さんのために高い意識を持ち続ける

手術数日本一の背景にあるもの

最初にも述べたように、決して依頼患者を断らないのが榊原イズムです。このことは榊原教授がこの病院をつくる時からいっておられたことです。「心臓に関する治療の依頼であれば、何とか工夫して、知恵を出し合って、循環器専門病院としてその依頼に必ず答えなさい」とおっしゃったそうです。もちろんベッド数やマンパワーなど、物理的な限界はあります。ただ、信念として、本院のスタッフはその考え方を共有していきます。だから、何かあった時には、ドタバタしてでもなんとかして患者さんを受け入れようと努力をしてきました。

たくさん手術をすると多少の利益が生まれ、そして新しい投資ができます。いろんな器材が増えて、新しく助かる患者さんが増えます。そうすると患者さんにも親御さんにも褒められ、感謝されます。外科医はこれが嬉しいのです。ひと昔前の外科医は無茶苦茶な生活をしながら孤独に成り上がっていくもので、少なくともスタッフや患者さんに褒められることは皆無《かいむ》でしたから、褒められると嬉しくて舞い上がってしまうのです。たくさん手術をやって、たくさん褒められると、「医者になってよかった」と心底感じます。

特にこの病院は昔からそうでした。依頼患者を断らないといい過ぎると負担が増えて大変なこともありますが、それ以上に褒められることが嬉しくて、みんな頑張るのです。医師にとっては、そういうところが大事なのだと感じます。榊原記念病院のやり方と合わずに去っていく若手もいますが、そのようにして昼も夜もなく働くことによって現場で役に立つ人間がたくさん育ちました。

榊原イズムについて、もう一つ大事なことがあります。それは「榊原記念病院に来ればたくさんの手術を見られるし、たくさんの経験を積むことができる」という看板を掲げていることです。若い医者の卵たちは大学卒業前に、「こういう病院に入りたい」という目標を持ちます。各病院はそうした判断の目安となるような看板を掲げています。榊原記念病院では、少なくともこの十五年間、「たくさんの手術」という看板を維持してきました。

だから榊原イズムという時には、患者さんを断らないというだけではなくて、そういう看板を掲げていることを常に意識しなくてはいけません。もちろん、そうした看板も時代の変化に合わせて表情を変えていかなければならないと思いますが、先人が築いてきたよき伝統は極力維持していかなくては、と思っています。それは榊原記念病院が世の中に対して表明している一つの使命でもあるからです。

榊原記念病院は実に不思議な病院でした。すでにお話ししたように私は熊本の病院から来ましたが、この病院の人たちの働きぶりを見て、「東京の病院はさすがだな」と思いました。ところがそのうち、そのような「さすが」と思える病院はそんなに多くはないことを知りました。

意識が高いというのか、成り上がりたいという人たちが多かったのか、院内は活気に満ち溢れていました。そもそも榊原記念病院は多国籍軍で構成されていて、一つの大学出身者で医局が占められているようなことがありませんでした。様々な大学の出身者が集まっていましたから、とても自由でした。だから、一旗揚《あ》げてやろうと考えている人にとってはとてもいい環境でした。

この病院には、そんな榊原先生の意志を継いでやろうという気風がいまだ色濃く残っています。私自身もここに来てよかったなと思っています。

仕事の流儀 43

そこにいるだけで能力が高まる環境をつくる

チームを束ねる者の役目

医療崩壊という言葉があります。これは医療従事者の数が足りない、あるいは数が足りていても診る力がない、もしくは力があっても診る体制がないことを示すのでしょうか。このような話を始めると、一般の人からは「問題があれば改善するように努力するのがプロとして当たり前のことでしょう」といわれそうです。

外科医のわがまま全開で申しますが、榊原記念病院がよい病院だと思ったことがいくつかあります。まず外科医にとって致命的となるような問題がない環境であったこと、また外科医は手術のこと以外で悩むことはあまりないのですが、ここにはそもそも悩む環境自体がありませんでした。それから手術に没頭できるため趣味や酒に溺れる環境ではなかったことも挙げられます。外科医の性癖《せいへき》と外科医が患者にできるサービスを熟知している管理者がいて、若手を病院嫌いにさせない環境が確かにあったと思います。

今でも、自分より働いている人を邪魔しない、面白いことは無駄であっても削らない、安易な結論は選ばない、数値化かつ納得できないことを平然という、矛盾するものをよしとするなど、この病院には普通とは異なる変な学問モドキの空間が残っています。

ところが最近、心臓血管外科学では教育体制やその制度が大幅に改革されました。確かに古くさいものばかりを自慢げに守っていくのは野暮というものでしょう。しかし、自分の病院の特徴ある大事な医療や先輩から引き継いだ重要な考え方の根本は、なくしてはいけないものです。また、自分たちの都合で当たり前に大事なことがなくならないように繋いでいかなくてはならないと思います。影の中に存在する裏憲法はやはり大事にするべきです。

「必勝！　あなたも入れる超一流病院」というような教科書がないように、これをやれば第一線で活躍できるという方法は残念ながらありません。病院の特性は偶然と成り行き次第で、その時にうまく〝騙される〟人間が何人集まってきたかで決まるのでしょう。少なくともいえることは、すんなりと容易に資格が取れるのであれば、それは本当に凄い教育方針を持つ病院か、それとも単に過保護な病院かのどちらかです。

そして、もう一ついえることは、途中でやめたとしたら「この病院で働いたことは無駄だった」ということでおしまいになるということです。

心臓医療はチーム医療といわれますが、チーム各員の個々の力の向上がない限り、臨床効果や本来の意味でのチームワークやノンテクニカルスキルは生まれません。そうした力の向上を図るために、外科主任部長として若手を迎える責任のある私としては、〝そこにいるだけ〟で個々人の能力が高まっていくような環境をつくらなければならないといつも思っています。目の前に何かいつもぶら下がっているような、そして、早めに何かを感じられる環境が必要です。

榊原記念病院の多くの手術数に対して、「そんなに頑張らなくてもいいんじゃないか」とか「榊原はよくやるよね」など、これでもかというくらいにいわれることもありますが、そのためには日本一の数を継続して、とにかく人が集まるような環境を維持しなければなりません。時間短縮ができる個々人の育成とチームの育成、それが榊原記念病院、そして私の役目であると任じています。

仕事の流儀 44

患者さんと気持ちを通じ合わせる

うまい手術をとことん追求し続ける

私の叔父は宮崎のある病院の院長をやっていて、私はそこによく遊びに行っていました。母親にいわせると、小学校二年生の時から「医者になりたい」といっていたそうですが、これは叔父の影響が多分にあったのでしょう。その当時、私は英語やドイツ語表記の注射液のアンプル箱を貰う（盗む）ために、叔父の診察室によく出入りしていました。宝物入れ（水晶や古銭など）として使うためです。多くの思い出がありますが、その中でも、汲み取り式の便ツボに足を突っ込んでしまい、看護婦さんに洗ってもらったことは今でも夢に出てきます。

叔父の専門は一般外科ですが、約一万人の町民をほぼ一人で診なければなりませんでした。腹部の手術はもちろん、緊急外傷、脳および代謝異常などの内科的疾患や妊娠出産、夜中の往診まで、四六時中働いていました。四十年以上、遊びにも行かず、朝から晩まで働く田舎の〝土地神〟的な存在でした。おそらく私のイメージする医者とは叔父のような医者なのだと思います。私もいつのまにか三十八年、飽きもせずに榊原記念病院にいます。叔父ではありませんが、この病院の〝土地神〟みたいなものです。

最近、「名医」に関する報道が本当に多くなりました。私も名医という言葉を冠した某テレビ番組に出演しましたが、名医って一体どのような定義があるのでしょうか？　よい実績を残していることは必須条件でしょうが、それ以外となると、ある一つの手技に長けていることでしょうか？　しかし、そんな医師はどこにでもいると思います。

私の母親はよくいいます。「あの先生、ホントによく説明してくれて、ホントにざっくばらんないい先生よ」と。私にいわせれば「それ本当？」と思うようなことです。実際には、「あの先生、手術はうまいけど人格が破綻《はたん》してるね」ということもあれば、逆に「あの先生、人はいいんだけど手術は下手なのよ」ということもあるのです。

結局、名医といわれるのは、患者さんと手が合うか、気持ちが通じ合うかというところで決まるのでしょう。そうすると、結局、結果もよい方向に傾くと思うのです。

私には誰よりも多く心臓手術をやってきたという自負はあります。また、小児心臓手術での偶発的な問題の発生に対しては、原因を的確に特定して正確な指示もしくは治療が今でもできると思います。けれども、たくさんの手術をすることで名医といわれるのは嬉しい半面、おこがましいとも思います。

というのも、例えば、大災害が発生し、多くの倒れた人がいたとした時、救命に関するなんらかの処置はできるとは思いますが、果たしてうまくトリアージ※ができるかどうかは極めて疑問です。

さらに、目の前で突然意識を消失した人がいた時、意識消失の原因が何か、どのような初期治療を優先すべきか、救急隊員に何を指示すべきか、そのような判断を瞬時にうまくできるかどうかはわかりません。

実をいうと、私は大学卒業直後に入職した熊本赤十字病院ではずっと救急外来に詰めていました。だから、それらの判断は結構得意だった気がします。また、もう少しさかのぼれば、高校生までは叔父のように僻地医療に携わり、オールマイティの外科医になろうと考えていました。それが今や子どもの心臓以外は診れないというテイタラクです。

しかし、引退して心臓手術のメスを置くまでは、うまい手術をとことん追求しようと思っています。土地神がそこにずっといらっしゃるように、赤ん坊とチーム各員に対して何かを信じてほんのちょっとの運を与えることができるようになれば、少しだけ名医になれるのではないかと信じています。それまでは、どんなに榊原記念病院が嫌になっても榊原記念病院の人間として頑張らなければなりません。

※　トリアージ…一度に大勢の負傷者が発生した時、また夜間救急に多くの患者が殺到した時に、患者の重症度および緊急度から治療の順番を決定することをいう。

仕事の流儀 45

ものいわぬ側の気持ちを察する

赤ん坊も大人と同じ一人の人格として見て接する

最近、医療を目指す中学生や高校生と話す機会が増えています。ある高校一年生からこんなご質問をいただきました。

「生まれたばかりの赤ちゃんの手術で、先生はどのように赤ちゃんに接しておられますか？　当然、会話はできないので不思議に思っています」

この質問に対する私の返答は、以下の通りです。

「子どもたちにはいろんなタイプがあります。お喋りできる子に対しては、それぞれに対して気を使って喋ることは当然必要だと思います。あまりこちらの大人の都合と思い入れで上から目線で話を持っていくことは、かえって失礼です。それぞれに人格はあると思いますので、大事に尊重します。

これは赤ん坊も同じです。生まれたばかりの赤ん坊は、いわれているより僕らと目を合わせることが本当に多いと思います。『お前が高橋か？』『お前さー、しっかり治せよな』。もちろん妄想だとは思いますが、そんなことを喋る赤ん坊がいます。いっぱしの人間だなと強く思います。もちろん贔屓《ひいき》はしませんが、赤ん坊は大変興味深い存在です。

ただ、手術に関しては、一所懸命になればなるほど周りがドン引きするような執刀医の嫌な性格が出る場合があります。少なくともこのような嫌なキャラが赤ん坊には移らないようにとはいつも思っています」

要するに、赤ん坊であっても大人を相手にする時と同じように振る舞うのです。成人の患者さんの前では無駄口は叩きませんが、赤ん坊の前でも同じです。大人と同じような感じで接しています。

手術時は、赤ん坊に限らず患者さんは自分から何かを訴えることができません。だから、こちらが察してあげることが大事です。「あなた、もしかしたらこう考えてない？」「あ、わかりましたか？」というような会話は皆さんもしたことがあると思います。それと同じようにして「察する」ということが赤ん坊に対してもあります。赤ん坊でも一人の人格として見て接するわけです。少なくとも「よしよし、可愛いね」というような接し方は止《や》めたほうがいいような気がしています。

仕事の流儀 46

時には神さまの意思にも逆らう

自分にできることをやり尽くすのみ

外科医として長い間赤ん坊の心臓手術を行っていると、運命や宿命という言葉が頭をよぎります。「この赤ん坊には心臓病がある。これは神さまが与えた試練でしょうか?」、そして「手術を行うことも外科医に与えられた使命でしょうか?」と。

外科医がこういう感覚を持つというのは子どもたちやご家族には大変失礼なことかもしれませんが、そう実感してしまいます。

ある地方都市での講演会で、ご年配の男性からご質問をいただきました。

「高橋先生、アナタがおっしゃるように奇跡的に助かるということはあると思いますよ。でも、少しはっきりいいますけど、アナタのいう奇跡というのは神さまの意思に逆らっているんじゃないんですか? そこんとこどう考えてます?」

今まで数多くの講演をしてきましたが、その中で最も驚く指摘でした。

奇跡的に助かるということ、偶発的問題の発生で残念ながら亡くなるということ、これらはどの医療学においても経験することです。もしくは経験せざるを得ないことです。しかし、一所懸命手術して命を助けようとすることが神さまの意思に反する行為だとすると、神さまはもともとこの子を天国へと召すことを決められていて、私がそれに逆らっているということなのでしょうか？

質問者の顔を見ながら私が返した答えは、以下のようなものでした。

「私は全国各地で講演させていただいています。到着しましたら、その土地の鎮守《ちんじゅ》さまにすぐにご挨拶にうかがいます。目的は二つあります。一つは『今日、土地のお神酒をほんの少しだけいただきますのでご容赦ください』ということ。そしてもう一つは『心臓病で亡くなりそうな子どもたちを手術するのが私の仕事です。なんとかこちらの世界に引き留《とど》まらせて幸せに生活するように努力していますので、どうか見守ってください。また、もうしばらくはこの職業を続けますのでお許しください』と申し上げることです。今のところ大きなバチは当たっていませんので、少なくとも神さまに逆らってはいないのではないかと思っています」

全くもってわけのわからない答えになってしまいましたが、ご質問者は「非常によくわかりました」といって椅子に座られました。おそらく、この程度の外科医かと思われたことでしょう。

しかし、その後も私はこの質問が気になってしょうがありません。ある意味、奇跡的ともいえる指摘だったかもしれません。

それからもずっとこのことを考えていますが、私には神さまが子どもの生を否定しているという見方は完全に納得できそうもありません。だから、もしも手術が神さまの意思に反しているとしても、神さまに逆らい続けます。でも、助けることが神さまの意思であったにもかかわらず子どもが亡くなってしまったとしたら……。それは単に外科医の腕が悪かったということです。もっと腕を磨きなさいということなのでしょう。果たして神さまの意思がどこにあるのか、私にはいまだにわかりません。

でもまあ、すべてが神さまの手のひらにあるようなもので、こんなことを一外科医が考えても詮ないことかもしれません。神さまに問われているのは人間の倫理《りんり》観だけであって、我々外科医は子どもに負担をかけずに、そして親御さんをがっかりさせないように、とにかく手術をするしかありません。神さまに逆らうことのできる手術、それはうまい手術以外には何もありません。

仕事の流儀47

自分のなすべきことに対して行動を起こす

チーム各員が十分な覚悟で臨む

最近、若い人たちもパワースポット巡りと称して、神社や霊場をよく訪れるようです。医療従事者を目指す中・高校生への講演で、ある高校三年生からこんなご質問をいただきました。

「テレビの影響が強いのかもしれませんが、命を扱う医療の世界では、奇跡とか不思議だと思うこと、また運が良いとか悪いとか感じることはやはりあるのでしょうか？変な質問であると自分でも思いますが、教えてください」

私は次のように返答しました。

「医学は実学、つまり実生活に役立たせることを目的としたものですから、あまりそのようなことは考えないのですが、命に対して一所懸命になればなるほど、哲学とか宗教とか、スピリチュアルなことと切り離せないものとなるのかもしれません。自分の力だけではどうしようもない重症の子どもがなんとかなるという経験をたまにすることも事実です。むしろ、スピリチュアルなことを完全に忘れることは医学においてもあまりよいことではないような気もします。

ただ、そういうことを信じろと強くいうことにはもちろん問題があります。逆に、完全に否定することも問題かと思います。私は長年臨床をやっていますが、一度も奇跡を経験したことはありません。奇跡や不思議なことはあるのかもしれませんが、私にはよくわかりません。

しかし、今の榊原記念病院を建てる時は地鎮祭《じちんさい》をやっていますし、また、厄年《やくどし》には神社でお祓《はら》いやご祈祷《きとう》をします。これは日本人にとって間違いなく当たり前のことですが、考えるとこれまた不思議です。神さまがいるとすれば、私たちが一所懸命に頑張る時に邪魔しないようにしてくれているだけなのかもしれません」

人は心が弱くなると神さまに救いを求めます。これは世界中の誰でも同じだと思います。ただ、本当に神さまが存在するかどうかはわかりませんし、神さまは存在しないと証明することもできません。

それに全く神さまを信じないと断言する人であっても、神さまに頼ろうとしている人に対して、「神さまなんているわけない。この世の現実は極めて残酷で、誰も助けてくれないから自分で解決しろ」とは、人としてとてもいえないと思います。

親御さんにしろ、医療従事者にしろ、考えても考えきれず、悩んでも悩みきれない場合には、神さまには大変申し訳ありませんがとりあえずご登場いただいて、神さまに敬意を表して自分の思いを伝える。そして、その後は自分のなすべきことに対して行動を起こす。これはこれでよいのではないでしょうか。

私が行う心臓手術は困難なものばかりで、うまい手術は救命のために絶対に必要です。それだけに、執刀医だけでなくチーム各員は十分な覚悟を持って手術に臨むことになります。

でも、顰蹙《ひんしゅく》を買うことを重々承知の上でいうならば、できるならば手術チーム各員が少しでも愉《たの》しく、ニコニコしながら子どもたちを救うことができれば、こんなに幸福なことはないだろうといつも考えています。

人の生き死にや死後の世界、はたまた宇宙の神秘など、何もかも理解できないことばかりです。神さまには今後も多少（他生）のお願いをさせていただきますが、喧嘩を売ることはなるべく控えさせていただこうと考えています。

仕事の流儀 48

人事を尽くして天命を待つ

医者が祈る意味

病院は病気に病《や》む人を治療する場です。したがって、患者さんには大変失礼な言い方かもしれませんが、手術で病気が治れば私としてはそれで十分納得しますし、満足なのです。特に重症の子どもがスムーズに回復した場合はなおさらです。子どもの命を背負ったというこの達成感は誰にも渡したくありませんし、一度こういう経験をしてしまうと、子どもの人生が「もっと豊かになりますように」と畏《おそ》れ多いことまで考えてしまいます。

その手段が自分にとっては手術であり、「手術を成功し続ければ自分の人生も豊かになるに違いない」という妄想が浮かんできます。しかし、そこはあくまで人間の所《しょ》業《ぎょう》、残念ながらうまくいかないこともあります。そういう時は悩みます。そして考えます。だから神さまについ頼み事をしてしまうのです。

神さまや仏さまの話になると、いるかどうかはわからないという結論になるのは当然でしょう。私がそんな神さまや仏さまについて話すのは、医療従事者としてよいことかどうかわかりません。ただ、人が亡くなるとか、人をどう成長させようとか、神仏を引き合いにそういうことを話したり考えたりすることは、しないよりはいいのではないかと思っています。それはどうしても医学とは切り離せないような気がするのです。

亡くなった子どもを思う気持ちも大事です。神仏を語ることは、単に宗教とか信仰の問題ではないのです。人の命をどう考えるのか？　どう預かるべきなのか？　神仏について考えることはそのきっかけになります。だから、神さま仏さまにはいてもらわないと困ります。いないとすると祈ったりお願いをする意味がなくなってしまいますから。

医者は、子どもが亡くなりそうな時に「なんとかしてこの子を助けてよ」と祈ることがあります。そうするしかないのです。それとも一つは、亡くなった時にどうしようかと考えます。これも「なんとかいいところに連れていってよ」と祈るしかありません。結局、何を目的に頼んでいるのかわからなくなりますが、そういう祈り方をしています。

患者さんや親御さんは、自分の心が弱くなるから神仏に頼むのでしょう。そういう時に、少なくとも私の立場で「神さまなんていないんだから頼んでもしょうがないよ」というのは失礼です。もしもその人に信じる宗教があれば、医者は否定するのではなく、配慮してあげなければいけません。その人が信じているのであれば、仮に自分の信じる宗教と違っても一緒になって祈ってあげればいいのです。それが神仏に頼む、祈るということだと思います。

神さまが何を考えているかわからないけれど、そういうことを我々医療従事者が考えることは決して悪いものではないと思います。オカルト的な話は別としても、祈るということは無意味ではないし、神さまには是非出てきていただきたいと思っています。

いつも思うことは、神さま仏さまが本当にいるかどうかはわからないけれど、少なくとも亡くなった子どものことを決して可哀想とは思わないようにしよう、ということです。生まれてすぐ手術をすることを役割として生まれてきたのだとしたら、それを全《まっと》うしたわけですから。それを可哀想だと思ったら、その子が手術を受けたことを含めて、生まれたという意味も否定しなくてはならなくなります。

だから、亡くなったあとは、残念だけれど、たまに思い出してあげるのです。それも祈りというものかもしれません。

仕事の流儀 49

今、何ができるのかを常に考え続ける

やらなくてはならないことが無数にある

私が患児の親御さんと会うのは基本的に手術前の説明の時と、手術のあとだけです。本当は親御さんとしょっちゅう顔を合わせ、親身になって話をするのが理想なのかもしれませんが、外科医は何よりも手術の時間を少しでも短縮して早く回復させてあげられるよう努力すべきというのが私の考えです。

ただ、今とても葛藤している問題があります。最近は出生前診断が進歩して、胎児の状態で極めて重篤で修復が困難な心臓病が見つかるようになりました。また、中には生後に学習障碍《しょうがい》や発達障碍などになりやすい病気もあります。その話を妊娠二十週で聞かされた親御さんは、途中で治療を断念し、中絶される方がとても多いのです。そういうケースがここ二、三年の間にものすごく増えています。

もちろん誰も責めることはできません。ただ、そういう時に思い出すのは、ある時見たスピリチュアルなテレビ番組です。お母さんの子宮に自分が望んで飛び込んできたことを記憶している子どもたちがいるという話でした。非科学的という方がいらっしゃるでしょうが、そのことを思うと……。治療を断念するという結果を聞いた時には外科医として否定された気持ちにすらなります。

では、そのために私に今何ができるのか。それは治療を断念しようとする親御さんを説得できるだけのうまい手術を見せることだと思います。「こうやれば手術の質は上がる」というデータをきちんと示すことができれば、悲しむ親御さんを減らすことができます。ところが、現実的にはそれがまだできない。なんとも悔しく思います。

私が救ってあげられなかった多くの生命、人生を歩きたくても歩けなかった生命がありますし、それを思うとまだ何も終わっていないし、やらなくてはいけないことがまだたくさんあると思います。

仕事の流儀 50

人間くさく悩む

不安を和らげるためにすべきこと

小児心臓病に従事する医療者は胎児の頃から子どもにかかわっていきます。また、治療後も、将来の身体と心の成長、特に自立への過程を手助けする必要があります。さらに、最初の手術が成功しても再手術が必須となる場合もあります。当然、子どものご家族は大事な治療のパートナーであり、子ども以上に心から接する必要がありります。小児心臓医療は一生を通じて、子どもを診て、親御さんと付き合うという職業です。

その中でも、我々小児心臓外科医は直接心臓に手を下すのですから、手術に関することだけでなく、その他のもっと大事なこと、すなわち子どもの死や、魂および心の成長、家族への対応について、常日頃から考えざるを得ない立場にあります。その意味で、小児心臓外科医は、失礼な言い方ですが、神職さん、お坊さん、牧師さんや神父さん、哲学者や宗教学者などの聖職者の方々より多くのことを経験し、そして勉強しなくてはなりません。そして、より人間くさく悩まなければなりません。

最近、安産や子安の神さまにご挨拶する時、「あの赤ん坊は力足りずして亡くしました。すみませんが、今後よろしくお願いします」「あの赤ん坊は元気になりました。今後もよろしくお願いします」などと申し上げます。同時に、現在の胎児期の治療断念の増加に関しては、「神さま、あなたどう思っていますか？　それはあなたの指示ですか？」「あの赤ん坊は今どうしていますか？」などと、神さまに喧嘩を売ることが増えました。もちろんバチ当たり的言動であると常に反省はしています。しかし、どうしても、外科医としての自分が否定されたような気持ちになってしまうのです。一所懸命になればなるほど、その気持ちを投げ出す場所がないのです。

胎児期にお別れすることになった場合には、外科医は赤ん坊の顔を見ることはもうありません。でも思うことはできます。毎回、心の中ではどうかよろしくと神さまにお願いしています。

いいにくいことをいうと思われるかもしれませんが、特にお母さんは、疾患《しっかん》を抱えた子どもが生まれると、自分を責め、自分を否定しようとします。子どもに対しても本当に可哀想だと思うことが多々ありますが、そういうふうに思わせないように、もしくは気持ちをできるだけ緩和するように努力することも私たちの大事な仕事になります。ただし、手術は難しいものばかりなので、正直に話さなければなりません。それでも最後は何とか助けたいという話になってしまいます。

妊娠中に流産してしまう赤ん坊もいる中で、疾患を持っている赤ん坊が生まれるということは、最後の最後まで自分で生まれてこようとしていると考えなければいけないと思います。だから、疾患を抱えていようとも別に自分の命を否定して生まれてきたわけではない気がします。

そういう赤ん坊の場合、お母さんは最後には神さまに「なんとか助けて」とお祈りをします。だから私たちは、赤ん坊にもちょっと頑張ってもらおうという気になります。変な話をすると思われるかもしれませんが、赤ん坊にも守護霊がついているのではないかと感じることがあります。だから、その守護霊さんに頼んで、「この赤ん坊をなんとかしてやってください」と祈ります。

そんな話を母親や家族にいっても理解していただくのはなかなか難しいと思いますが、私の勝手な思いかもしれませんが、元来母親というものは祖先を祀《まつ》りながら家を守るという家族の中では最も尊敬に値する存在です。人間にはいろいろなハンディキャップがあって、そのためにいじめられたり、中には悩んで自殺をしてしまうような人も出てくるかもしれません。しかし、そういう悩んでいる時に最終的に助けることができるのは母親の力だと思います。母親が優しくて明るくて大きなパワーを発信し続けていると、それが子どもには救いとなることもあるのではないかと考えます。

だから、私は赤ん坊を治すだけではなくて、母親を信じて応援することがとても大事だと思っています。そして赤ん坊を助けることが最大の応援になると感じています。残念ながらすべての命を助けることはできないのですが、母親のためにも一人でも多くの命を救いたいと願っています。

母親は強くなければいけないという話も、直接お母さんにはしません。でも、ずっと「お母さんが強くないと、この子は育っていかないよ。だから強くなってほしい」と祈っています。本気で患者さんやご家族の気持ちを和らげるのであれば、それぐらいの話はしなければだめだと思うのですが、現実には「頑張ろうね」ぐらいしかいえません。

もちろん子どもにも頑張ってもらいたい。だから、手術をした子どもが成長して、いつか恋人ができて結婚して幸せになってくれればいいなと思います。心臓にハンディを抱えていると凄く苦労すると思いますが、あまり優しくするのもよくないと思います。苦労は当然という感じで周りがいてあげないと本人も苦しいでしょう。ただ、ずっと応援はしているという姿勢を見せることが大事だと思っています。

仕事の流儀 51

目的は命を助けること、ただ一つだけ

自分の経験を惜しみなく伝え、後進を育てる

仕事をしていると必ず葛藤があり、悩みが出てきます。私が今悩んでいるのは、自分を犠牲にしても一所懸命に自分の信じる道を突き進むという考えに対してネガティブな意見が多くなっていることです。医療の世界においても同様です。患者さんの命を助けようと思っても、働き過ぎてはだめだといわれる。大変不思議なことです。どう考えても普通ならあり得ない話ではないでしょうか。医学の根っこがどこにあるのか、それを見失わないようにしなければいけないと思いますし、それは若い人たちにもしっかり教えてあげることが大事だと思っています。

もちろんそういう仕事を自分で選んだのですから、いくら大変であっても仕方がないのです。

しかし、過酷な現場では、仕事を続ける途中で必ず続けるか辞めるかという葛藤が出てきます。私の場合はこれぐらいやればいいだろうという感覚が全くなかったとい

うか、偶然にも何も考えずにやってこられたので、ここまで一つの病院でやってこられたように思います。また、他の人から「お前、そろそろ辞めろ」と引導《いんどう》を渡されるようなこともありませんでした。思えば幸せなことです。

だから、なぜ辞めなかったかについてはあまり考えたことがなかったのですが、引退を迎える時期がそろそろ近づいてきた今思うのは、手術をずっと続けてきたこと、この職業を選んだのは間違いではなかったということです。今後は、手術以外の何かを新しく始めるかもしれません。そこでもし、その新しく始める仕事において私が褒められることがあったとしたら、それは手術を続けてきたことへの一つの誉め言葉のような感じで受け止めることができるかなと思っています。

随分長く続けてきた手術には恩があります。これから榊原記念病院にやってくる心臓外科を目指す若手には心臓外科を好きになってもらいたいし、できたら私と同じような経験を早めにしてくれればいいと思っています。そうすると心臓外科はもっともっと進化すると信じています。

手術の目的は命を助けること一つだけですが、今はいろいろなやり方が出てきています。こうやってもいい、こうやってもいい、と正解がいくつもあるような気がします。しかし、そういうふうに余計なことがたくさん出てくると間違いが多くなるということも考えなければならないことです。

そういうことも含めて、私のこれからの大きな目的の一つとしてあるのは、優秀な外科医をいかに育てるかということです。これは本当に大事な仕事になると思っています。榊原先生は「臨床で身につけたものは自分だけの経験にしてはいけない」とおっしゃっています。その言葉を励みとして後進の育成をしていきたいと思いますし、私自身、僭越《せんえつ》ながらこれからも現役の心臓外科医として王道を歩き続けたいと思っています。

年を取ると、手術に関して小難しい理論とか教育とか、説教じみたことを考え始めます。しかし一方で、手術の質そのものは多少上向きになります。若い頃は七、八十点（もちろん合格点です）でしかできなかった手術が、それほど入れ込まずに百点でできるようになります。ただ気持ち的には、何がなんでも百点満点を目指すというあの頃の真剣さはもうありません。思慮深くなったともいえますが、要はジジイになった証拠です。

次世代を担う後輩外科医と自分を比較して絶対に負けないと思うことは、この「入れ込まない」という感覚と経験値の差です。これらは物理的に絶対に埋めることができません。私の後釜《あとがま》を狙う奴には「お主、二百年早いわ」といつもいっています。

私自身、まだまだ現役の外科医として働き続ける所存ですが、もし万が一今の座を譲る時がくるとすれば、その理由はたった二つだけです。一つは手術知識の豊富さという点で後輩に対して知的嫉妬《しっと》心を感じた時、そしてもう一つは親御さんと看護師からの信頼の大きさで劣った時、つまり後輩のほうがモテルようになったと感じた場合です。とはいえ、もちろん後輩には他の外科医に負けないような現実的な手術手技は必ず持ってほしいと願っています。

こんな私ですが、もし世代交代したとしてもハラハラして後輩を見守ることになるのでしょう。後ろの世代には何か大きなものを背負ってもらいたいし、なかなか難しいけれど上司を越える歴史をつくってもらいたいと思っています。

この年になりますと、世代交代はいつどうするのかという質問をお偉方からもらいます。半分悔しいし、あまりにも頻回《ひんかい》に聞かれると煩《わずら》わしいので、「今までの私の経験から、恋と愛の違いを科学的に検証して、その結果をエビデンスによって後輩に呈示する、しかし、もし後輩がそれを理解できないのであれば、世代交代はない！」といつも答えています。

果たして私は心臓外科にどのようにしてケリをつけるべきなのか？　この問いに対して答えを出すのは、今しばらくあとの話になりそうです。

おわりに

小児心臓手術における、若手外科医の教育および手術チームの育成について解説させていただきました。

読者の皆さんは驚かれるかもしれませんが、このような議論は今までそれほど多くありません。数字では表現しにくく、結構あやふやな結論しか出ないことが理由だと思います。しかし、手術のうまさという評価は、結局手術チームの総合的所作の結果から得られるものです。外科医の教育とチームの育成は、患者さんに最も直接的な影響を与えるもので、避けて通ることはできません。

また、この課題は、医療だけでなく、他の職種でも重要とされることではないかと想像します。本書を読んでいただくことで、チームの一員として今後初めて経験するであろう事象を前もって知っていただきたいと思います。そこでもし成長のスタートラインをより先に延ばすことができたと実感できるのであれば、そのことは間違いなくチームの進歩と、チーム各員の〝心の低侵襲化《ていしんしゅうか》〟に寄与すると考えます。そしてできれば、この少子化の現状において本来の医療とその存続のためには何が必要であるかという点についてもぜひご考慮をお願いしたいと思います。

子どもの命を扱う職業では、それはそれで辛く悲しいことが必ず起こります。また、医療というものは外科学に限らず、命というものに対して、また、患児の家族や仲間に対して、かなり心を使う職業でもあります。したがって、我々医療従事者は、第一に徹底的に自分の術を磨かなければなりません。しかし、そこには、辛く悲しいこと以上に医療を行うという面白みと喜びがなければ意味はありません。多少顰蹙を買いますが、「愉《たの》しいこと」が大事なのです。そうすれば、絶滅危惧種といわれるわれわれ小児心臓外科医は存続する意義と目的を持つことができ、そしてそれが伝統となっていくのです。

今まで、〝手術手術〟といいながら概念的でわけのわからないものと向き合ってきたような気もします。でもやはり、多くの経験をして、美しいもしくは愉しいと感じること、それが手術であり、手術ができれば他のことが何でも楽にできるようになる、要は手術が生きるための基本と定義されるようになれば外科学はもっと人気が出るのではないかなとも考えます。それこそが手術が持つ人間学の本当の意味なのかもしれません。

文章を読む時には、登場する人物に同化して物語の中に深く入り込んでいることがあります。また、一方で意地悪く筆者の意図の弱点を探ろうとしている自分に気づくこともあります。しかし、逆に文章を書く側となると、そんな嫌なことはしてほしくないと願ってしまう自分もいます。でも、自ら苦労したこと、また経験したことや反省したことを文章とし、もしそれが誰かの目に触れ、そして誰かに伝わり、次世代の若手たちがその思いを前もって共有できるのであれば、それがたとえ間違いであったとしても、医療の発展はもちろん、多くの方々のお役に立てるのではないかと思うようになりました。

読者の皆さんには、ぜひご自分の職業と小児心臓外科学を比較していただき、何かご意見があればご教示いただきたいと考えます。

令和二年八月

高橋幸宏

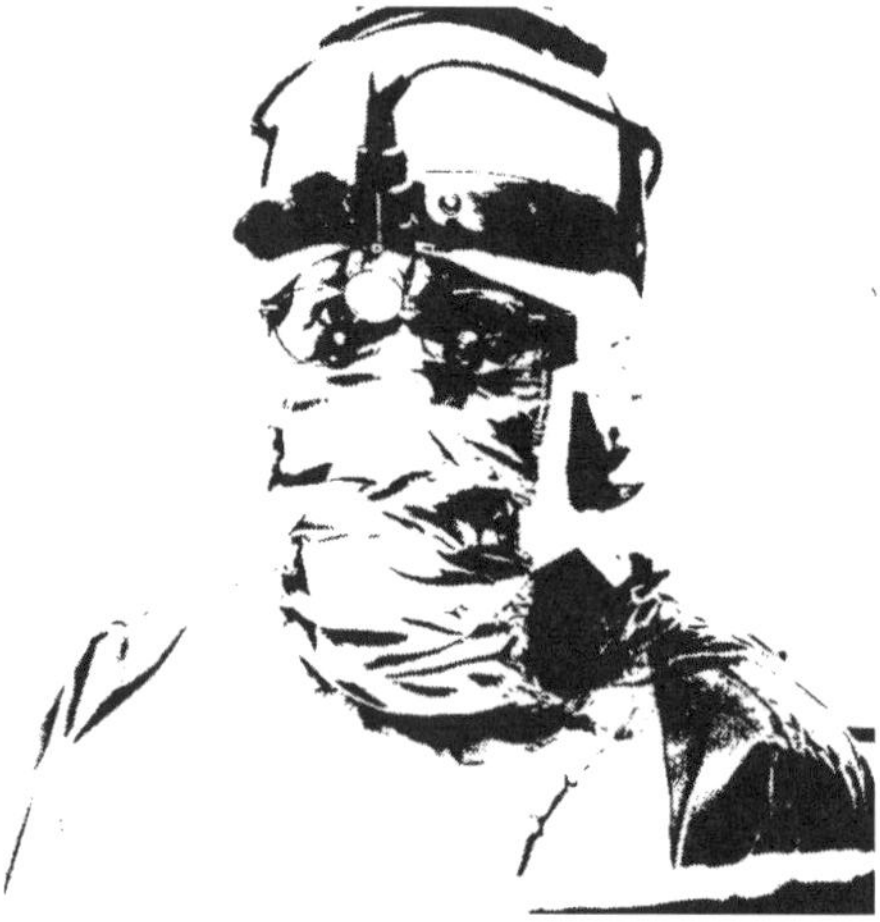

〈著者略歴〉

高橋幸宏（たかはし・ゆきひろ）

昭和31年宮崎県生まれ。熊本大学医学部卒業後、〝心臓外科の世界的権威〟と呼ばれた榊原仟氏が設立した榊原記念病院への入職を希望するも、新米はいらないと断られ、熊本の日赤病院で2年間初期研修。27歳で榊原記念病院に研修医として採用。年間約300例もの心臓血管手術を行い、35年間で7,000人以上の子どもたちの命を救ってきた。手術成功率は実に98.7%にも及ぶ。平成15年心臓血管外科主任部長、18年副院長に就任。医学博士。専門書に『榊原記念病院　低侵襲手術書』（榊原記念病院）がある。

7000人の子の命を救った
心臓外科医が教える仕事の流儀

令和二年十月五日第一刷発行

著者　高橋　幸宏
発行者　藤尾　秀昭
発行所　致知出版社
〒150-0001東京都渋谷区神宮前四の二十四の九
TEL（〇三）三七九六―二一一一
印刷・製本　中央精版印刷
落丁・乱丁はお取替え致します。　（検印廃止）

ISBN978-4-8009-1241-1 C0034
ホームページ　https://www.chichi.co.jp
Eメール　books@chichi.co.jp